U0200286

《辅行诀五脏用药法要》是一部总结《汤液经法》辨五脏病症组方用药规律的书籍。它承袭《内经》、《神农本草经》和《汤液经法》的学术内容，发挥儒、道、释三教合一的哲学思想，在五行五味学说中，引进当时思想界的体用思辨方法，同时又增入「化」的概念，达到了与阴阳学说有机的融合，使基础理论的脏象、经络、诊断与处方学的完全统一，完成了经方组织制度的规范，使之成为一个完整和成熟的理论体系。了解该书这些学术特点，对认识其具体内涵的科学性和实用价值，将会起到积极的作用。本书即是对《辅行诀五脏用药法要》一书文字的校注，也是对其内容的讲疏，以期将《辅行诀五脏用药法要》一书中脏腑辨证与药物配伍的真髓阐述给读者。

辅行诀五脏用药法要

二旦四神方述义

【张大昌先生弟子个人专著】

衣之镖 著

《辅行诀五脏用药法要》是一部总结《汤液经法》辨五脏病症组方用药规律的书籍。它承袭《内经》、《神农本草经》和《汤液经法》的学术内容，发挥儒、道、释三教合一的哲学思想。

学苑出版社

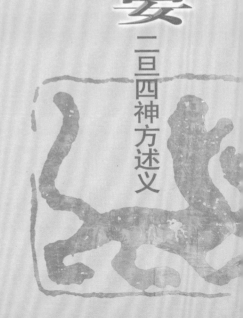

图书在版编目（CIP）数据

《辅行诀五脏用药法要》二旦四神方述义／衣之镖
著 .— 北京：学苑出版社，2017.7（2024.4 重印）
ISBN 978-7-5077-5244-1

Ⅰ.①辅… Ⅱ.①衣… Ⅲ.①脏腑辨证-用药法-研
究 Ⅳ.①R241.6

中国版本图书馆 CIP 数据核字（2017）第 148680 号

责任编辑：付国英
出版发行：学苑出版社
社　　址：北京市丰台区南方庄 2 号院 1 号楼
邮政编码：100079
网　　址：www.book001.com
电子邮箱：xueyuanpress@163.com
联系电话：010-67601101（营销部）　010-67603091（总编室）
印 刷 厂：廊坊市都印印刷有限公司
开本尺寸：890 mm×1240 mm　1/32
印　　张：5.625
字　　数：124 千字
版　　次：2017 年 7 月第 1 版
印　　次：2024 年 4 月第 8 次印刷
定　　价：48.00 元

曹　序

河北省威县中医院衣之镖先生，长期研究《辅行诀五脏用药法要》（以下简称《辅行诀》），出版了一系列的重要著作，他的新作《〈辅行诀五脏用药法要〉二旦四神方述义》即将出版，展读书稿，受益良多，也激发了我的有关思考。

我觉得《辅行诀》问世40多年以来，带着众多的疑点，以其独特的价值，正在逐渐引起学术界的重视，大有即将成为一部经典的趋势。它就像中医界的《红楼梦》，让人在研究之中，破译很多古代中医之谜。

张仲景在中医历史上具有不可替代的作用，他的《伤寒杂病论》横空出世，有人说"仲景之前，有论无方；仲景之后，有方无论"。他的著作被后世尊为医经，他本人也获得了"医圣"的桂冠。他为何能够取得如此重大的成就？历代虽有一些医家进行研究，但不能以确凿的证据指出张仲景的学术来源。

谁启迪了张仲景的思想？他心中的英雄是谁？

国医大师邓铁涛先生说，在汉代以前，医学有四大流派，分别是医经、经方、神仙和房中。张仲景主要继承前两家的学术，以医经家的理论结合临床实践（平脉辨证）去整理经方家的方药，"勤求古训，博采众方"，在前人的基础上研究出成果，确立了辨证论治这一中医

精华，并整理出"以脏腑论杂病"和"以六经论伤寒"两大临床辨证系统，这使中医临床医学有了一个完整的学术体系。到今天我们还要深入学习《伤寒论》和《金匮要略》的理、法、方、药，可见其影响深远。

本书作者按照《辅行诀》提供的线索，探索张仲景写作《伤寒杂病论》时的矛盾心理和大胆创新的学术贡献，以期抛砖引玉，就正于海内方家。

张仲景为何避而不谈《汤液经》

魏晋之际，皇甫谧（215～282）在《甲乙经》自序之中说："仲景论广伊尹《汤液》为十数卷，用之多验。"

陶弘景（456～536）《辅行诀》说："外感天行，经方（《汤液经》）之治，有二旦六神大小等汤。昔南阳张机，依此诸方，撰为《伤寒论》一部，疗治明悉，后学咸尊奉之。"

他们二人虽然相隔200多年，但是，都认定张仲景在写《伤寒论》时，主要依据了《汤液经》。但是，张仲景在自序之中，谈到了自己参考的前人著作，却只字未提《汤液经》。他说："勤求古训，博采众方，撰用《素问》、《九卷》、《八十一难》、《阴阳大论》、《胎胪药录》，并平脉辨证，为《伤寒杂病论》合十六卷。"

张仲景并不避讳自己采用了前人的著作，但却刻意不提《汤液经》，这是为什么？

难道《汤液经》当时流传不广，不重要，不值得张仲景揭示出来？

陶弘景《辅行诀》说："汉晋以还，诸名医辈，张机、卫汜、华元化、吴普、皇甫玄晏、支法师、葛稚川、范将军等，皆当代名贤，咸师式此《汤液经法》，愍救疾苦，造福含灵。"

根据皇甫谧、陶弘景的说法，《汤液经》非常重要，而且当时流传很广，很多医学家都学习它，应用它。张仲景也应该见到了这部著作，并且采纳了其中的方剂内容。

陶弘景说《汤液经》有代表"六合正精"的系列方，是一套体系完整的组合方阵，分别是分为大小的阳旦汤、阴旦汤、青龙汤、白虎汤、朱鸟汤、玄武汤，这和古人对于时空整体的认识是完整一致的，并且各有深意："阳旦者，升阳之方，以黄芪为主；阴旦者，扶阴之方，以柴胡为主；青龙者，宣发之方，以麻黄为主；白虎者，收重之方，以石膏为主；朱鸟者，清滋之方，以鸡子黄为主；玄武者，温渗之方，以附子为主。此六方者，为六合之正精，升降阴阳，交互金木，既济水火，乃神明之剂也。"

对于《汤液经》"六合正精"的完整体系，张仲景的态度是完全否定，而不是继承发扬。陶弘景说："张机撰《伤寒论》，避道家之称，故其方皆非正名也，但以某药名之，以推主为识耳。"

那么，张仲景为何否定"六合正精"、"避道家之称"? 这需要结合那个时代的政治风云来加以考察。

东汉末年社会动荡，道教广泛传播

追求健康长寿的"神仙思想"，记载于《山海经》之中，在战国时期诸子著作里也时有探索，分布在楚地及燕齐地区，是流行很广的思想。秦皇汉武把求仙的活动，做到了极致，影响深远。但是西汉中期以后，方术少验，同时黄老之学在政治上日益失势，传人队伍逐渐萎缩，因此黄老学与神仙术遂逐渐结合在了一起，由宫廷走向民间，催生了道教的兴起。

张陵（34？～156），又称张道陵，于顺帝汉安元年（142），在鹤鸣山自称受太上老君之命，封为天师，创立天师道（俗称五斗米教），以老子《道德经》为蓝本，著作了《老子想尔注》，引道入教，把方术、黄老专为君王服务的做派，改为替普通百姓"降妖除魔，治病祛灾"，为后期道教发展奠立了基础。经过长期发展，其孙张鲁在巴蜀地区建立了政教合一的政权，长达20多年。张鲁于建安二十年（215），被曹操降服之后，拜为镇南将军，天师道得以保存，此后逐渐向北方传播。

在北方，钜鹿郡张角（今河北省平乡人）创立的太平道，也是依托黄老之学，据说他得到道士于吉等人所传《太平清领书》，创"太平道"，自称"大贤良师"，奉事黄老道，以阴阳五行、符箓咒语为根本教法，信"中黄太一"之道，"持九节杖，为符祝，教病人叩头思过，因以符水饮之，得病或日浅而愈者，则云此人信道；其或不愈，则为不信道"。

起初，张角的活动似乎仍属普通的宗教活动。但经过不断传播，蓄积力量，到熹平年间（172～177），随着汉王朝内部宦官集团和外戚士人等政治斗争的加剧，社会动荡不安，民众思想混乱。张角以符水咒说为民治病，发展徒众，十余年间达数十万人，遍及青、徐、幽、冀、荆、扬、兖、豫八州，分大方三十六，小方六七千，各立渠帅。于灵帝中平元年（184），张角扬言"苍天已死，黄天当立，岁在甲子，天下大吉"，三十六方遂同时起事。他自号"天公将军"，以其弟张宝为"地公将军"、张梁为"人公将军"。部众皆着黄巾以为标识，故称"黄巾军"。

汉灵帝慌忙调集各地精兵，进剿黄巾军。各地豪强地主也纷纷起兵，配合官军镇压起义，其中著名的有袁绍、袁术、公孙瓒、曹操、孙坚、刘备等。

黄巾军起义之后不久，张角病死于军中，张宝、张梁先后战败被杀。

黄巾起义之后，加速了东汉政权的衰败，中平六年（189），董卓率兵进入洛阳，废少帝，立陈留王刘协（181～234）为帝，史称汉献帝。董自为相国，独揽朝政。次年关东诸侯推袁绍为盟主，讨伐董卓，卓败，挟持献帝西走长安，并驱使洛阳数百万口西迁长安。行前，董卓的士卒大肆烧掠，洛阳周围200里内尽成瓦砾。到192年董卓被王允、吕布所杀，历时3年。社会经历了深刻的变革，此后三国群雄先后登场，成为乱世的开端。

曹操曾经在《薤露》诗中评价董卓之乱说："贼臣持国柄，杀主灭宇京。荡覆帝基业，宗庙以燔丧。播越西迁移，号泣而且行，瞻彼洛城郭，微子为哀伤。"

蔡文姬在《悲愤诗》中深刻揭露董卓之乱造成灾难："汉季失权柄，董卓乱天常。志欲图篡弑，先害诸贤良。逼迫迁旧邦，拥主以自强。海内兴义师，欲共讨不祥。卓众来东下，金甲耀日光。平土人脆弱，来兵皆胡羌。猎野围城邑，所向悉破亡。斩截无孑遗，尸骸相撑拒。马边悬男头，马后载妇女。长驱西入关，迥路险且阻。还顾邈冥冥，肝脾为烂腐。所略有万计，不得令屯聚。"

这就是张仲景著作《伤寒杂病论》的时代背景。

张仲景为何"避道家之称"

张仲景的时代，张陵、张鲁、张角、张宝、张胜等人，先后利用道家、道教建立政权，或者发动农民起义，是引发社会动荡的一个因素张家人在当时"人才辈出"，惹人耳目。

张角等人的黄巾军起义，于 184 年被镇压；张鲁政权一直存在到 215 年，被统治者蔑称为"米贼"。

在这个时期，张仲景开始了《伤寒杂病论》的写作。他说："余宗族素多，向余二百，建安纪年（196）以来，犹未十稔（即 205 年之前），其死亡者，三分有二，伤寒十居其七。"

大病之后，常有大疫，在这长达几十年的社会动荡之中，站在潮头的张家人大批死亡和逃亡，张仲景的姓氏，由于名机，字仲景，是否受到"株连九族"的拖累？据说的他的师父叫张伯祖，也是老张家本族。

当然，张仲景"避道家之称"的原因，应该不仅仅是因为他姓张。

天师道首领张鲁以《老子道德经》为主要经典，他教育道徒要互助互爱，"诚信不欺诈"。道徒有病，则"自首其过"。为此，设立"靖庐"，做病人思过修善之所。又设"祭酒"，主要为病人请祷。对犯法之人，不随便处罚，"三原然后乃行刑"。他还命人在境内大路边建立"义舍"，教人们不要蓄积私财，多余的米肉交义舍，以供过往之人食用。不过，只能"量腹取足"，不可多吃多占，"若过多，鬼辄病之"。

天师道、太平道，借助为大众治病，来发展道教，号令天下的政治手段，已经引起了朝廷的注意，就好像前些年邪教利用"法轮功"危害社会，让气功一词一落千丈，很多人谈气功色变，不再相信气功了。

张仲景愤世嫉俗的情怀

社会上思想混乱，读书的士大夫阶层觉得生命如飘荡的蓬草，不再追求健康长寿的养生保健，而是得过且过地苟且偷生。张仲景批评说："怪当今居世之士，曾不留神医药，精究方术，上以疗君亲之疾，下以救贫贱之厄，中以保身长全，以养其生，但竞逐荣势，企踵权豪，孜孜汲汲，惟名利是务，崇饰其末，忽弃其本，华其外，而悴其内，皮之不存，毛将安附焉。卒然遭邪风之气，婴非常之疾，患及祸至，而方震栗，降志屈节，钦望巫祝，告穷归天，束手受败，赍百年之寿命，持至贵之重器，委付凡医，恣其所措，咄嗟呜呼！厥身已毙，神明消灭，变为异物，幽潜重泉，徒为啼泣，痛夫！举世昏迷，莫能觉悟，不惜其命，若是轻生，彼何荣势之云哉！而进不能爱人知人，退不能爱身知己，遇灾值祸，身居厄地，蒙蒙昧昧，蠢若游魂。哀乎！趋世之士，驰竞浮华，不固根本，忘躯徇物，危若冰谷，至于是也。"

在一本医学著作的序言里，如此批评社会、批评读书人，是非常罕见的。

张仲景对于从业医生的批评，也是很尖锐的。他说："观今之医，不念思求经旨，以演其所知，各承家技，终始顺旧，省疾问病，务在口给。相对斯须，便处汤药，按寸不及尺，握手不及足，人迎趺阳，三部不参，动数发息，不满五十，短期未知决诊，九候曾无仿佛，明堂阙庭，尽不见察，所谓窥管而已。夫欲视死别生，实为难矣。"

张仲景批评社会，看不起当时读书人的浅薄；批评医学人才庸碌无为，他心目中的英雄和榜样，就是扁鹊秦越人以及少数古代名医。他说："夫天布五行，以运万类，人禀五常，以有五藏，经络府俞，阴阳会通，玄冥幽微，变化难极，自非才高识妙，岂能探其理致哉！上古有神农、黄帝、岐伯、伯高、雷公、少俞、少师、仲文，中世有长桑、扁鹊，汉有公乘阳庆及仓公，下此以往，未之闻也。"

整个两汉时期，长达 400 多年，其中也有葫翁、郭玉等名医，但在张仲景的眼里，都不是人物。"下此以往，未之闻也"，这样的论断，必定出于一个自视甚高的人物之口。

华佗的遭遇让张仲景有所顾忌

张仲景与华佗都生活在东汉末年，现有的资料没有说他们互相认识，但是，华佗的遭遇，张仲景应该有所耳闻。曹操杀害华佗的时间，虽然没有准确的日子，但爱子曹冲（196～208）的夭折是一个佐证。尽管曹冲是一个神童，八岁时就能称象，却因病情危重难疗，死于非命。曹操拉着曹冲冰凉的小手，想起了华佗，他老泪横流，捶胸顿足地说："吾悔杀华佗，令此儿强死！"

也就是说张仲景写《伤寒杂病论》序言的时候，华佗应该已经遇难了。

华佗何罪？怀璧其罪！不好好地为当权者服务，就可能引来杀身之祸。

张仲景"坐堂行医"的传说，应该不是空穴来风。也就是说，当权人士杀一个医生，在那个时代是很容易的。张仲景如果不做官，想回家做一个医生，他的待遇也许和华佗有某些相似，因此他才不得已而"坐堂行医"。

在这样的乱世，张仲景在著作的序言里，才有可能不再避讳东汉光武帝刘秀的名讳，而说"余每览越人入虢之诊，望齐侯之色，未尝不慨然叹其才秀也！"

在东汉末年，董卓之乱之后，张仲景不避讳"秀"字，还因为当时的书不是印刷品，文字狱还没发明出来。文人对君亲名字的避讳，还是一个尊重先辈的"自觉行为"，而不是罪名。

乱世出英雄，大胆创经典

在西汉儒教尊敬经典的时代，很难出现拆了《汤液经》，改造《素问》六经，编制《伤寒论》的事情。

东汉末年，群雄并起，天下大乱，天师道、太平道等大胆制造经典，才给了张仲景突破樊篱的精神力量，他对前人流传下来的医学经典，进行了颠覆性的改造。

首先，在著作的编排上，《汤液经》用脏腑辨证论百病，用"六合正精"系列方药，治疗外感热病和天行。先列五脏辨证体系，有小补心汤、大补心汤，小泻心汤、大泻心汤。也有小补肺汤、大补肺汤，小泻肺汤、大泻肺汤。还有补肝、泻肝，补肾、泻肾，补脾、泻脾的方剂，并且都是有大有小，对仗整齐，体系完整。

《伤寒杂病论》的编写体例与《汤液经》不同，后者五脏辨证百病在前，诊治热病天行的"六合正精"四神方在后。

张仲景如果按照《汤液经》的体例写一部新书，应该叫《百病热病学》，而不是《伤寒杂病论》。

《汉书·艺文志》记载的经方，以及《素问》、《灵枢》论述百病，都重视脏腑辨证。《金匮要略》虽然也重视脏腑，但在形式上远没有《辅行诀》所收载的五脏补方、泻方各分大小那样规整，一般也不用脏腑命名方剂。

张仲景为了突出伤寒病的诊治，把百病统称为"杂病"，可见伤寒病的"独尊地位"的确立，是张仲景留给后人最重要的"家训"。此前的《素问》、《灵枢》，只有用"热病"命名的章节，没有用伤寒命名的专篇。

张仲景之后，伤寒学家、伤寒著作逐渐涌现，"热病"、"天行"很快就成了"绝学"，没有人专门研究，也没有人撰写专著。

这是中医历史上，诊治模式的重大转化。模式是人们解决复杂问题最简单实用的技术路线。此后，明清温病学家的崛起，也是"模式转化"的结果。

张仲景对于《素问·热论》的传经理论，以及《汤液经》的"六合正精"的方剂体系，从临床实际出发，进行了大胆的改造和创新。

改传经理论，尊古不泥经

《素问·热论》对于"伤于寒"的热病，按照每一日传一个经的模式，分类临床证候，发病日期具有"决定作用"，一日太阳，二日阳明，三日少阳，四日太阴，五日少阴，六日厥阴，日期与证候的对应关系，非常严格，固定不变，并且提出"其未满三日者，可汗而已；其满三日者，可泄而已"。

验之临床，"日传一经"，并与"三日前后分汗泄"联在一起叙述，其缺陷十分突出。是遵从经典，将错就错？还是大胆改革？如何改革？

张仲景吸收《素问·热论》学说之精华，按六经分篇述其证治，同时又不拘泥"日传一经"，处处以证候为据，体现了辨证论治的治疗思想。如"伤寒二三日，阳明少阳证不见者，为不传也"，"伤寒三日，三阳为尽，三阴当受邪，其人反能食而不呕，此为三阴不受邪也"。

《伤寒论》之中，论述伤寒的病程，经常见到"二三日"、"四五日"、"五六日"、"十余日"等不确定的日期描述，这种"或然"之词，完全基于临床实际情况，也是对于"日传一经"的明确否定。

当然，张仲景治疗伤寒病的丰富方法，也绝对不是汗法、泄法可以概括的。

变革"六合正精"，提倡"随证治之"

陶弘景《辅行诀》说："外感天行，经方之治，有二旦六神大小等汤。昔南阳张机，依此诸方，撰为《伤

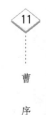

曹序

寒论》一部，疗治明悉，后学咸尊奉之。山林辟居，仓促难防，外感之疾，日数传变，生死往往在三五日间，岂可疏忽！若能深明此数方者，则庶无蹈险之虞也。"

陶弘景既主张《汤液经》与《伤寒论》之间的继承关系，又强调了《汤液经》治疗天行热病方剂的重要性。

陶弘景说阳旦、阴旦、青龙、白虎、朱鸟、玄武，"此六方者，为六合之正精，升降阴阳，交互金木，既济水火，乃神明之剂也。张机撰《伤寒论》，避道家之称，故其方皆非正名也，但以某药名之，以推主为识耳。"

《汤液经》的"六合正精"方剂，如同排兵布阵的战法，号称与天地阴阳、四时万物相呼应，具有"升降阴阳，交互金木，既济水火"的功效，被尊封为"神明之剂"。

对于"古贤"这样神圣的方剂，一般人都会膜拜不已，但是，张仲景却故意"避道家之称"，改名换药，经常加减，如同拆旧房盖新屋，把"六合正精"做成自己的原料。

按照衣之镖先生的研究，阴旦汤、阳旦汤有一个共同的药物组成，都有芍药、甘草、生姜、大枣四味药，是二旦小汤方根；它加桂枝为小阳旦，加黄芩则成小阴旦；小方方根加人参，就成为"大方"之方根，再加桂枝、黄芪为大阳旦汤，再加黄芩、柴胡则为大阴旦汤。同时二旦汤对谷类品物的使用亦各有意旨，这是一个规律性很强的原则。

张仲景在《伤寒论》之中，并没有完全遵循这些原则，而是"另起炉灶"，根据病情提倡"观其脉证，随证治之"。

　　以热病天行为例，仲景不仅注重外感病的发热，而且对发热的不同程度、发热的伴随症状，都进行了细致的区别，给予不同的治疗方法，也即辨证论治的方法。比如发热的同时伴有恶寒，属于表证发热，无论病程是几天，都需要发汗解表治疗。再进一步划分，在发热恶寒同时存在的时候，如果属于没有汗出，或有脉浮紧和呼吸喘促，可以使用麻黄汤；如果发热恶寒，伴有汗出，或有鼻鸣干呕，应当使用桂枝汤；如果是素有咳喘，又新有外感表证，则须选用桂枝汤加厚朴、杏仁；如果外感表证，发热恶寒的同时，有饮邪停聚心下，则需要用小青龙汤进行治疗；如果发热恶寒的同时，兼有内热口渴、烦躁身痛，则需要用大青龙汤治疗。

　　临床上常常有误治之后，表证未去又添新的正气损伤，如伤阴、伤阳、身痛、心悸、欲作奔豚等证，应当分别采用桂枝加葛根汤、桂枝加附子汤、桂枝加芍药生姜各一两人参三两新加汤、桂枝加蜀漆龙骨牡蛎汤、桂枝加桂汤等进行治疗，仲景还有桂枝加芍药汤、桂枝加大黄汤、桂枝麻黄各半汤、桂枝二麻黄一汤、麻黄杏仁甘草石膏汤、麻黄附子细辛汤、麻黄附子甘草汤、葛根汤、葛根芩连汤等与表证有关的方剂。

　　这样一来，既摆脱了《素问·热论》"日传一经"的束缚，也不受《汤液经》"六合正精"的限制，而是根据"辨证论治"的实际需要，产生出一系列的"经方"，每一个"经方"都是不同病机的概括，而不是膜拜"神明之剂"，不敢越雷池一步。

《伤寒论》对下法的使用，也很细致：用大承气汤、小承气汤、调胃承气汤治热结于里，桃核承气汤、抵当汤、抵当丸治疗血热互结，十枣汤、大陷胸汤、大陷胸丸、小陷胸汤治疗水热互结，或是痰饮与热互结，等等。

仲景治疗伤寒的法则、方药细密如此！绝非汗、泄二法，或汗、吐、下三法的几个药方所能简单概括。

仲景六经辨证的内容，博大精深、丰富多彩。难怪王叔和在《脉经序》中说："仲景明审，亦候形证，一毫有疑，则考校以求验。故伤寒有承气之戒，呕哕发下焦之间。而遗文远旨，代寡能用，旧经秘述，奥而不售。遂令末学，昧于原本，互滋偏见，各逞技能，至微疴成膏肓之变，滞固绝振起之望，良有以也。"

王叔和作为有幸整理《伤寒杂病论》的第一人，他在《脉经》之中，把张仲景的著作精华吸收进来，并且是按照"可"、"不可"汗、吐、下等治法进行分类，而不能完全揭秘张仲景六经辨证的突出贡献。

唐代医学大家孙思邈说："伤寒热病，自古有之，名贤睿哲，多所防御，至于仲景特有神功。寻思旨趣，莫测其致，所以医人未能钻仰。"

王叔和、孙思邈所说的"伤寒热病"，强调了伤寒学家对于热病学术的继承，却没有揭示从热病到伤寒的"诊治模式转化"，也难以预见日后的温病学创新。

仲景六经辨证的学术特长，是在宋代之后才被认识的。由于缺乏《辅行诀》这样的学术著作提供线索，所以，在长达 2000 年的历史过程里，人们对于张仲景的困惑，以及他的贡献，知之不多，研究不够。

总之，张仲景在东汉末年，受到当时社会动荡，人们崇信道家、道教所遭受的深重创伤，故而"避道家之称"，也因为道家创始人张道陵、张角等大胆借助经典，开创新说的鼓舞，完成了由《素问·热论》、《汤液经》，到《伤寒杂病论》的升华，成为影响中医几千年的"医圣"。

借衣之镖先生大作出版之际，略作畅想发挥如上，知我病我，都是日后的事情了。我要感谢的是衣之镖先生，他让我有机会向大家做了一次深入的笔谈。

河北省中医药科学院
曹东义
2016 年 12 月 26 日

曹
序

自　序

　　昔和氏献荆璞，遭两刖而泣血；经良工剖理其璞而得璧，乃价值十五城；及至秦皇雕琢为玺，更誉称传国之宝。

　　先师张大昌先生，四十年前所献《辅行诀》，乃早佚医学方剂经典《汤液》之摘要，亦医学之荆璞，利民之宝鉴。缘其传奇式历史经历，身世难免令人质疑，内容难免被人费解。此卷经先师祖孙三代呕心沥血的珍藏和研究、社会贤达及我辈传承之努力，虽璧光初露，但玉不成玺，犹欠辉煌。尤其对外感天行的证治机理，只涉皮毛，神髓未致。

　　由于《辅行诀》与《伤寒论》同源异流，而视角有别，当前的研究状态，将直接影响全面理解经方意旨。余自知非剖理璧玉之良工，仍愿将千虑之一得公之于世，以引发智者金玉之言，正所谓"知不可为而为之"之举。

　　由于历史和近代西学东渐，及《辅行诀》曾有蒙尘千载之厄，学术断层现象更为突出，因此，唯重温《辅行诀》时代文化，加强民族自信，方能正确理解其精神实质，否则犹邯郸学步、东施效颦，难求发展。

　　余有感于此，乃从《周易》和《内经》及玄学思想入手，分析陶氏诊疗外感天行之升降阴阳、交互金木、

17

自
序

既济水火三大法则，发现与《伤寒论》学理有所出入，更与现代理念有别，提出了一些"一己之见"，撰为此册。

此册由经典思想推导而出，某些"一己之见"，仍不失孔子"述而不作，信而好古"之训，而取名《辅行诀二旦四神方述义》。余非老彭，所述难免谬误，恳望方家教正，以促琢磨国玺而创新之业。

衣之镖

2016 年冬月　谨识于河北威县中医院

目　　录

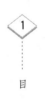

3

引　言

　　《辅行诀》治外感天行二旦四神方结语云："弘景曰：阳旦者，升阳之方，以黄芪为主；阴旦者，扶阴之方，以柴胡为主；青龙者，宣发之方，以麻黄为主；白虎者，收重之方，以石膏为主；朱鸟者，清滋之方，以鸡子黄为主；玄武者温渗之方，以附子为主。此六方者，为六合之正精，升降阴阳，交互金木，既济水火，为神明之剂也。张机撰《伤寒论》一部，避道家之称，故其方皆非正名也，但以某药名之，以推主为识耳。"

　　外感天行，是《辅行诀》对外感的统称，意为天气运行失常，超越了人体自卫能力所出现的一类疾病。陶氏择录了《汤液经法》中阴阳二旦及四神大小共12首方剂，用二旦四神方对应上下、四方，根据四季气象变化致病特点，总结为升阳扶阴、宣发收重、清滋温渗三对阴阳的六合辨证治疗组方法则；同时还指出了各类方剂的主要药物，认为此六方乃"六合之正精"，即据天地四时气化有序运行的规律，调和每对阴阳内在关系，是论证人体之生理、病理，确定治则和组方选药的一贯精神。

　　张仲景的《伤寒论》与《辅行诀》同出于《汤液经法》，而张仲景所用之方名，不用《汤液经法》原名，当是因为《汤液》为道家著作，仲景时代正值"黄巾作乱"之期，虽然张角起义后当年即亡，但是其余波持续20余年，张仲景经历了黄巾起义的全部时期，当是长沙太守张仲景为了政治避嫌，才有部分方剂不用道教著做方名的，如小阳旦汤称桂枝汤、大阴旦汤称柴胡汤等。这种命名方法虽然突出了方剂的主要药物的作用，使人容易理解和接受，但就表达和传播经方深奥的义理而论，不能说不是一种遗憾。

理法和方药着重点不一，是《辅行诀》与《伤寒论》的另一差异。

《辅行诀》理致深奥，载方精要；《伤寒论》略于理论，详于方药。《伤寒论·序》云："夫天布五行，以运万类，人禀五常，以有五脏，经络府俞，阴阳会通，玄冥幽微，变化难极，自非才高识妙，岂能探其理致哉。"尽管此段序文，有的学者考证为后人添补，但应当是了解张仲景与《伤寒论》成书背景之人所补，绝非空穴来风，应该是张仲景对其中"玄冥幽微，变化难极"的内在道教理论不太熟悉而"略于理论"的。

陶弘景是一代道教领袖，茅山宗创始人，三教合一思想奠基人之一，是南朝齐梁时期著名的医药学家、文学家、天文地理学家、炼丹家，他必然对道家理论了如指掌，运用自如，故其著作对理论的阐述相对较为深刻。由于《辅行诀》是《汤液经法》摘要之作，二旦四神方是外感天行的主要方剂，故《伤寒论》和《辅行诀》可以互补长短，相得益彰。

《辅行诀》与《伤寒论》不但都是源于《汤液》，而且都是汉代阴阳五行合流学说的产物。前引《伤寒论》序文"天布五行，以运万类，人禀五常，以有五脏，经络府俞，阴阳会通"四句话正是对阴阳五行合流思想的描述。前两句话讲的是五行学说，后之句讲的阴阳学说及其合流。陶氏则是根据汉末魏伯阳《周易参同契》的季节体用观与汉代盛行的五行学说融合为一，把外感天行辨证用药总结为升降阴阳、交互金木、既济水火三大法则。虽未明言"升降阴阳"是脾土的功能，但已把金木作为一对阴阳、水火作为一对阴阳。用汉代文化推导升降阴阳，即脾土也应当有阴降阳升之别，乃是阴阳五行合流之事。

《素问·天元纪大论》谓："天地者，万物之上下也；左右者，阴阳之道路也；水火者，阴阳之征兆也；金木者，生成之终始也。"正是阴阳五行合流说在医理经典《内经》中的折射，二书均是在此理论指导下写成的。

上述三项为《辅行诀》与《伤寒论》最明显的异同之处。详细分析会有更多的异同，如《伤寒论》侧重于治疗学，论病从"邪之所凑"着眼，以外感邪气所在辨三阴三阳证，可以认为《伤寒论》是二十八星宿观象授时体系为主；《辅行诀》则是以养生学理念，论病从"其气必虚"着眼，以五脏体用偏颇辨虚实、以天地之气的升降失序、四季气化的阴阳痞隔、不济辨二旦四神方汤证，《辅行诀》的脏腑虚实和六合辨证可以认为是斗建观象授时体系为主。

又如仲景以"见肝之病，当先实脾"为治未病的方法，《辅行诀》则是以五脏体用化配属来体现治未病的方法，如肝之化味为甘，甘又为脾之用味，是五脏气化之象中已寓防未病之机。是在天人合一思想指导下的太极元气学说，融阴阳和五行为一体，用取象比类的方法演示其规律的，它体现了浓厚的道家学术养生特点。

《辅行诀》有传奇式的历史经历，在当代重新面世，再现辉煌，真乃"物华天宝"，经方传承之一大幸事，为当代中医复兴之活力所在，很有必要深入研究二旦四神方的内容和意旨，故以陶氏所列升降阴阳、交互金木、既济水火为题，述说如下。

一、升降阴阳二旦汤述义

（一）《汤液经法》时期的文化背景

1. 两汉时期的太极元气说

传统方剂学的经典《汤液经法》，首见于《汉书·艺文志》，相传为商相伊尹之作，因该书早佚，多数学者认为系后世医家托名之作，成书于汉代的可能性较大。因此了解汉代文化背景和特色，将是研究《汤液经法》方剂义理的前提。

《周易》是汉代儒道二教共同尊崇的经典，西汉一代大儒董仲舒（前179～前104）在"天人感应"学说的基础上，提倡"罢黜百家，独尊儒术"的主张，糅合道家、法家、阴阳家等思想，建立了一个新的思想体系，完成了易学与阴阳、五行学说的全面结合，其思想深得统治者的器重，被推向社会各个领域，对统一思想，推动社会进步和技术发展有重大的积极作用。

由于《周易》是建立在"仰观天文，俯察地理"基础之上的著作，故其中包容着古代天文气象学内容，汉代是斗建和二十八宿观象授时体系并存的年代，并且如前所述阴阳五行的合流说，也是太极元气学说的内容。它的内容至广至博，弥纶天地之道，是华夏文化的精髓，智慧的结晶，至今仍有无限的现实意义。

汉末郑玄曾指出，简易、变易、不易是汉易的主要特色。所谓简易即是大道至简之谓，变易即是指易为运动变化之道，不易是指易为永恒的真理，以不变应万变。尽量了解和掌握其学术内容，对研究《辅行诀》、《伤寒论》有其他方法不可代替的作用。

《伤寒论》的三阴三阳辨证体系可以认为是二十八星宿观象授时体系为主，《辅行诀》的六合辨证可以认为是斗建观象授时体系为主。如不知古代天文内容则二旦汤的命名和方义就无从谈起，不了解"太极元气，涵三为一"学说就不能正确理解五行中土的特殊阴阳属性和地位；不知地球绕太阳公转和自转及月亮为地球之卫星，随地球绕太阳公转而转等自然规律，就不能理解金木交互、既济水火的义理，不了解汉代文化界古今文论争这一历史公案，则难以理解《内经》土主四时与不主时说法并存的原因，从而不能正确分析火土一家，心脾同治的理念；不了解《周易》阴阳合德，就不能理解《内经》中的水土合德和医学中真水真火之论，等等，可以说理解、掌握汉代一些文化知识是打开医学经典的一把金钥匙。汉代文化对自然科学的进步有着极为重要的作用，首载于在西汉《吕氏春秋》的二十四节气，最近已被载入世界文化遗产名录，可见汉代文化价值之一斑。因此，增强民族文化自信，努力提高汉代文化基础知识，不断发现和研究经方的问题，解决实际困惑，是不断取得研究成果的必经之路。

战国时期的《鹖冠子》一书，是易学与术数学思想相结合的著作，体现了先秦时期道家哲学思想及宇宙观，开篇即

引用著名医学家、药学家扁鹊防未病、治初病、救重病的
"医理"三大妙境，对古代医理剖彻尽致；其所提出的元气
思想，上承老子道气关系论，下启两汉"元气"论思潮，中
与《列子》、《吕氏春秋》互相印证；杂糅了相当多的国学智
慧，包括古代天文学、宇宙论等"穷神以知化"的思考。可
惜该书在后世却蒙受了千年"伪书"之冤，直到近年马王堆
汉墓有出土文物证实后，才得到了昭雪，得到了学术界应有的
重视。

其《秦录》中有"天地成于元气，万物乘于天地"一
语，最早使用了"元气"一词。其《环流》篇曰："有一而
有气，有气而有意，有意而有图，有图而有名，有名而有
形，有形而有事，有事而有约，约决而时生，时立而生万
物，故气加而为时……"又曰："斗柄指东，天下皆春；斗
柄指南，天下为夏；斗柄指西，天下为秋；斗柄指北，天下
为冬。"

后人受《鹖冠子》的启发，使元气说得到了长足的发
展。《吕氏春秋·当赏》云"民以四时、寒暑、日月、星辰
知天"，为两汉元气论思想的成熟扫清了道路，至汉代已成
为一个成熟的学说而风行，常与《周易》的太极理论相并而
谈，形成《周易》、《老子》思想与元气论在某些方面互相渗
透，融合为一，即所谓"太极元气"的概念，实现了阴阳与
五行学说的有机结合，显示了汉代易学文化色彩，丰富、促
进、发展了《周易》的内容和理论。

《汉书》谓"太极元气，涵三育一"，"极，中也"，"易，
二仪之中也"，又谓："斗为帝车，运于中央，临制四方，分
阴分阳，建四时，均五行，移节度，定诸纪，皆系于斗"。
此以"斗为帝车"喻元气运行一段，正是《周易·说卦》

"帝出乎震，齐乎巽，相见乎离，致役乎坤，说言乎兑，战乎乾，劳乎坎，成乎艮"，阳气循后天八卦之序，从震位开始游至艮为一周的注脚。

《汉书》的作者班固（32～92）云："太极中央元气。"一语道破了易学的太极与元气的关系。太极即观象授时斗建系统中的北极星，北斗七星运动是以北极星（北辰）为中心，北辰相对北斗七星而言是寂然不动的，无所谓变化和运动，由于气的概念是由运动变化而生，故太极无所谓气，但它是运动的开始之处，故称之为"元气"。

其实北极星也并非永恒不变，各个时期的北斗星有所轮替，北斗七星斗柄所向之中央，也是周期性的圆运动，此圈即"无极"。从无极到太极，是一个无中生有的过程。

"辰"是星与星之间，北辰是多个北极星之间，即"无极圈"。北斗七星的运动变化，生成太极圈的两仪。《说文》谓："仪，度也。"两仪即是两个极度之顶端，此"极"即是极度，所指非是事物的一个方面，如温度的两极有寒极和热极，高度有极高和极低，或称上极和下极，湿度有湿极和燥极等，乃万物运动中有明显对立差异的两个方面，此两极或称两仪，以阴阳类分而名之。

太极元气的一分为二，即涵育着一，此一有阴阳两端，为阴阳的中间状态，即两仪；两仪又各有两端，成为四象，此天地间最明显的四象，即是自然界之四时四季；此四象又各有阴阳两端，即是八卦之象。可知两仪之阴阳，与四季阴阳之象非是同一层次。《周易·系辞》谓："是故太极生两仪，两仪生四象，四象生八卦，八卦定凶吉，凶吉生大业。"

太极元气，在中央监临控制着四方，它分为阴阳两仪，此两仪是五行的开始和产生，是五行中的中土，中土有

"均"五行的作用。均,为形声字,从土,匀声;"匀",亦兼表字义,合起来指土地分配均平,本义为均匀,公平,故《说文》谓"均,平也",有调和,均衡之义。五行中的金、木、火、水四行分别与秋、春、夏、冬四季四时对应,由中土(两仪)以调和,平衡之,用以推算历法和天体运行的度数,作为万物运动的准绳和法度。

《周易·系辞》谓:"是故法象莫大乎天地,变通莫大乎四时,悬象著明,莫大乎日月……"

马融(79~166)云:"易有太极,谓之北辰也,太极生两仪,两仪生日月,日月生四时,四时生五行,五行生十二月,十二月生二十四气……"

宇宙间万事万物最大的两极现象是天和地,即"法象莫大乎天地"。自然界最明显的两极差异莫如天和地,一上一下两个极端,因此两仪可以天地论之。

2. 天地阴阳和日月

天在上为阳,地在下为阴,天地阴阳交感,运动变化,产生了四季气候变化,四季的变化形成了万物生长化收藏的规律,这种规律是自然界常规之道理。人类明白和掌握了自然常规之道理并循而行之,有利于人类的生息繁衍,和平发展,这是永恒的真理,故《道德经》(第十六章)谓:"知常曰明,不知常,妄作凶。"

因此,"明"字除了光亮之外,还有知晓自然之理才能明白"道",这一更深层的意义。如俗谓"某某人是个明白人",我们不会理解为"某某人是个有光亮的人"吧?具有显著、突出的"明",谓之"著明"。空中悬挂的日和月,是自然光亮的来源,它们的交互运动是世界寒暑易季的根本原因，即"悬象著明，莫大乎日月"。

《周易·系辞》谓"日月之道，贞明者也"，"日往则月来，月往则日来，日月相推则明生焉；寒往则暑来，暑往则寒来，寒暑相推而岁成焉"。

日月悬挂在空，光亮普照大地，为世界自然光亮之源，故"明"字为左日右月组合而成；《周易·系辞》谓"易与天地准，能弥纶天地之道"，故甲骨文"易"字由上日下月组成。可谓知明则易，知易则明，明易相通，易明相生。

但日之光与月之光有别，日有光且有热，是世界自然光和热的来源；月本无光，由日光反射而生光，但有光无热。因此日光为阳光，阳燧可以取火，故日为火类；月光为阴光，汉武帝曾造承露盘以取仙"水"，此仙水固然非月中之水，但确是因月夜寒凉与昼日阳热之差，水蒸气凝结而成，因此月即有了寒和水的含义。更为重要的是，万物生长靠太阳，没有太阳的温热，一切生物将无以生存；月亮对地球上潮汐现象的关系也早有记载，古代地理著作《山海经》中即已提到。东汉王充（27~97）所著《论衡》中已有"涛之起也，随月升衰，大小满损不齐同"的记载，故《周易·说卦》谓"坎为水，为月"，"离为火，为日。"

直到 17 世纪，1687 年牛顿发现了万有引力定律，首次发表在《自然哲学的数学原理》上，才证明了确是由太阳和月亮（主要是月亮）所致海潮的涨落。现代已证实了太阳和月球的引力对大气层的作用而产生大气潮，引起大气对流及运动变化，进而引起气候变化。日月对人体和一切生物液体的作用，形成人体潮和生物潮，产生精神和病理的变化，或有更深层次的其他影响。人类对宇宙的认识正在日益深化，一些神秘现象也会逐步得到揭示，我国古代天文学的贡献无比的伟大。

地球在一定的轨道上围绕太阳的公转运动，形成了四季更迭的周期变化。地球的自转，形成了昼夜交替的日周期；月亮围绕地球转，形成了月亮的盈亏的月周期。在年、月、日周期中，日、月、星的位置和形象有一定的变化规律，观察所得日月星之形和象，是制定历法的根据，即《周易·系辞》所谓之"制而用之谓之法"。

当代文化大师南怀瑾《我说参同契》（第二十一讲）云："每月阴历初三，月亮在西南角上出现，加上五天是初八，从正南出来半个月亮……"《第三十七讲》云："到阴历二十二以后，下半夜看到月亮在东北方出来，上半截是白的，下半截黑了，是艮卦之象。"《第三十八讲》云："月尾二十八以后，这五天没有月亮，黑的。在方位上是在北方，北方属水。"

在月周期中，月亮的形象由初三昏之上娥眉月，从后天八卦中的坤位（西南）升起，西行落下开始，升起位置依次东移，历初八正南方之上弦月、十五或十六正东方之满月（望月）、二十二或二十三下弦月，二十七至二十九日东北方残月（下娥眉月），随太阳升起而无光，初一、初二为朔日新月，在西方随太阳落下而无光，三十日为晦日一夜不见月亮。

月亮以一月为周期的运行，自初三在西南方开始，有其特殊的意义。

西南方在易学后天八卦中为坤卦的时位，自西北方的乾卦时位顺时方向序（依次为：乾、坎、艮、震、巽、离、坤、兑）中为第七，其时节值立秋，在五行中为承接南方夏至离火，属土。夏至为太阳光热极强之时，同时也是阴始生之时，即所谓"夏至一阴生"。但是，因热的积蓄作用，夏至日之后，气温仍在继续升高，所始生之一丝阴气尚不得势，不足以扭转温度渐升的局势。直到立秋时，才由于阴气的渐长而得势，实际气温渐趋下降。它是一年四季中气温由上半年立春（东北艮位）到立秋日逐渐升高，变为到次年立春日逐渐寒凉的转折点。

坤属土，为阴，为地，乃阴土之象。在此时位上得月亮阴水之气初升，对阴寒之气来说无疑是一个朋友般的帮助，故《周易·坤卦》有"西南得朋"之语。

月在东北之时，月随太阳升起而升起为残月，随之即落而不见，这种现象对阴寒之气而言，又如失去了朋友的帮助，故《周易·坤卦》又谓"东北丧朋"。

月初升于坤土，对阴寒的增强趋势，有着至关重要的作用，故可为月亮的代表。

在年周期中，北半球太阳的视运动，冬至时太阳在东南巽方升起，顺时针向西运行，至西南坤方落下；春分、秋分则由正东震方升起，落于正西兑方；夏至日则由东北艮位升起，落于西北之乾位。

夏冬两至为太阳光热之两极，但因寒凉的积蓄作用，地球上的实际气温寒极不在冬至，而在其后的立春。立春位于艮，艮属土，在易学中又为山，相对阴土坤而言，它高而向上，属阳土；它标志着上一年的结束，又是下一年的开始；同时它还是承接前一节冬至寒极而"一阳生"后，阳热仍不得势的"潜龙勿用"（《周易·乾卦》语）隐晦状态，转为气温渐升，可发挥使阳热渐长"见龙在田，利见大人"（同上）的趋势，直至阳热至极的夏至，迁延至实际气温开始下降的立秋。

因此，太阳在阳土艮时位上升起，对阳光之热的渐加趋势，有着极为重要的意义，可作为太阳的代表。

3. 阴阳二旦释名及道教文化

《说文》谓："旦，明也，从日见一上。一，地也，凡旦之属，皆从旦。"

"旦"字上面一个日字，表示太阳，日下面一横表示地平线。所以旦的本意为太阳从地平线上升起，指早晨太阳刚刚升起的时候。故阳旦是取太阳光热照射地上最强的夏至日晨，太阳在艮土时位升出地面之象。

由于"旦，明也"，月亦明亮之体，上娥眉月是每月在坤土时位上初次升起的现象，即"旦之属"，故亦可以"旦"称之，"旦"系以"阴"字，以别于"阳"日，称之为阴旦。

由此可知，日月合明（太极）之道，是阴阳二旦的基础，太极所含之"一"有阴阳两端（仪）；阴阳二旦，则是两端初始之日月象。

日月升降的运动变化，是以元气之中极为枢的圆运动，即《参同契》所谓的"升降据斗枢"，亦即五行之中土，它是金木与水火气机升降的关键。

东汉道教的兴起，推动了传统文化向民间的发展和传播。

张道陵（34～156），在鹤鸣山创天师道（即五斗米教）作道书二十四卷，以《老子五千文》（即《道德经》）和《老子想尔注》为经典。

但是也有人认为《想尔注》系三国刘表（142～208）或张鲁（？～216）所作。张鲁得道于其父张衡，衡系道陵之子。陶弘景《登真隐诀》中有关于张鲁注《想尔注》的具体情况，与近代敦煌本《想尔注》残卷情况完全相同，证实了《想尔注》确为张鲁所著。

张鲁生年不详，曾在汉中割据，用五斗米道教化百姓，建立政教合一的政权，统治汉中前后近 30 年，建安二十年（215），投降曹操，次年去世。

《想尔注》是注释《道德经》之书，但其思想内容与《道德经》不完全相同，甚至有相背之处，有评其书"注语颇浅鄙，复多异解，辄与老子本旨乖韦"，但它不失为一部道教早期的经典之作，是研究道家哲学思想转为道教神学的重要资料。

《太平清领经》（即《太平经》）相传为托名老君传授，约成书于西汉末至东汉，非是一人一时之作。相传史书有传的作者有：甘忠可、于吉、帛和、宫崇等，其中以于吉（？～200）最为重要，或为该书之集大成者，但该书一直没有一个完整版本流传至今。

张角（？～184）利用此书建立太平道，发动黄巾起义，奉为典籍，在教徒中广为传播，社会影响甚大。

《太平经》受《老子》思想影响较大，是一个多家思想杂说的书，它以阴阳五行理论及元气思想为基础，既有丰富的医药知识和道家修养方法，可补《内经》之不足，又有浓厚的劝善思想，为帝王治太平提出了一套统治之术，构筑了早期道教的神学思想。

4.《周易参同契》与陶弘景的体用化说

东汉魏伯阳（活动于 2 世纪中叶）撰《周易参同契》，汇合《周易》原理，黄老思想、炼丹理论为一途，是道教和世界最早炼内、外丹的经典著作。该书被历代称之为"丹经之祖、万古丹经王"，在中国道教史和科技史上都有重要的地位。

值得提出的是，魏氏不但熔易、道、炼丹思想为一炉，以求生、求寿、求发展为目标，总结了道家养生炼治内外丹的理论和方法，同时对先秦诸子及秦汉文化也有所继承和发展。

如在哲学用词方面，《周易·系辞》中已有"显诸仁，藏诸用"之语，《荀子·富丁》有"万物同宇而异体，无宜而有用"，《论语》有"礼之本"、"礼之用"，《老子》中"用"字出现处更多，"体"字之义多代之以"器"或"物"。汉代司马谈在《论天象要指》中讲道家宗旨云："其术以虚无为本，以因循为用。"这些文献都运用了体、用二字，但是对其相互关系阐述不明，或不够具体和深入。魏氏继承了先秦及其前人的体用概念，发挥其思想，具体运用于炼丹理论中，启发了后人对体用的认识，对魏晋南北朝玄学的形成和发展起到了一定的作用。王弼（226～229）、钟会（225～264）、韩伯（字康伯，东晋官员，生卒年不详）、袁准（晋武帝泰始中，即 215～274 年，官至给事中），均对体用学说有所继承，尤其梁代陶弘景，对体用学说的发展和运用更是有所建树，其著作《辅行诀》的指导思想和重要内容就是体用学说。

如《周易参同契》中有"春夏据内体，从子至辰巳，秋冬当外用，自午讫戌亥"，四季体用并列的说教，同时也"一故神"、"二故化"，"穷神以知化"的命题，运用了"化"的概念。

陶弘景承袭《周易参同契》春夏之体，即秋冬之用的季节体用观，在五脏体用味属的关系上，结合《内经·脏气法时论》五脏五味苦欲之说和汉代太极元气论思想，建立五味体用合化与不合化及五行互含的新秩序，规范外感天行经方用药为升阳扶阴、金木交互、水火既济三大法则，更深刻、更细化、更具体地表达了五行生克制化，以及火土一家、水土合德的理念，开创了独具特色的脏腑虚实辨证与外感天行六合辨证理论体系。该体系是经方按味取药的升华和准则，它与汉代中医基础体系的区别，在于把当时三教合一和重玄学说的体用化新观念，无形的融合于阴阳五行合流学说中，使汉代的医学体系更加完善、充实和方便实用，不啻为医学发展史上的重要里程碑。

（二）阴阳升降气机与中土的脏腑经络

1. 中土的特殊阴阳属性和地位

太极元气学说是汉代对宇宙生成认识的重要学术内容，所谓太极，是天地未分之前的宇宙；元气是太极的实体，或称为太极之内容，它有清浊不分、混合为一的特点，即所谓"太极元气，含三育一"。

太极包涵清、浊二气及此二气所生养的分界，它虽不分清浊，混沌难割，为浑然一体之气，却有清浊趋向之趣，可暂称为混元。此混元之气源于无极，即"无中生有"之谓。混元之气是无极的运动所生，是天地未分之前之气，即所谓先天元气。它是清浊气之本，同时也孕育着清浊气之中界。它混沌不清，无知无识，其用却神妙莫测，造化天地而生阴阳，临制四方而均五行。

西汉《淮南子·天文训》谓："（元气）清阳者，薄靡而为天；重浊者，凝滞而为地。"

《素问·阴阳应象大论》谓"积阳为天，积阴为地"、"阳化气，阴成形"，"清阳为天，浊阴为地"。

此混元之气之清者，轻轻漂浮在上，积而成为天阳之气；重浊者，沉降凝结于下，积而成为地阴之形。从而形成了我们这个世界，产生了清浊致极的阴阳两仪，即天为阳气，地为阴形，从而出现了气与质的区别，这是混元之气清、浊之趋向发展的结果。天无形之气和地有形之质（球形）的运行产生了万物万事的气化活动，可称为后天之气。

后天之气是天阳和地阴之气以升降相因，出入协调的运行机杼，生命之根本。阴质与阳气二者缺一不可，没有形质的代谢，则阳气的作用消失；没有阳气的运行，则没有形质的变化，故《素问·六微旨大论》谓："出入废则神机化灭，升降息则气立孤危。故非出入，则无以生长壮老已；非升降，则无以生长化收藏；是以升降出入无器不有。故器者生化之宇，器散则分之，生化息矣。故无不出入，无不升降，化有大小，期有远近，四者之有而贵常守，反常则灭害至矣。"

从天体入手研究宇宙自然规律的学说即阴阳学说，从地理入手研究宇宙自然规律的学说即五行学说。它们的研究对象都是大自然的变化规律，学术根源都是太极元气学说。它们是在不同文化视角的影响下发展起来的古代哲学体系，在各自理论体系发展过程中和均已成熟后，自然会产生互补互助，互相渗透，合而为一的趋势，西汉末期，阴阳五行合流之学已臻完成。

如《素问·阴阳应象大论》谓："天地者，万物之上下也；阴阳者，血气之男女也；左右者，阴阳之道路也；水火者，阴阳之征兆也。"《天元纪大论》在此段文字后又有"金木者，生成之终始也"一句。

据"清阳为天，浊阴为地"和《说文》"土，地之吐生物者也"之说，此两段文字中之"地"可作土解而属阴。以五行方位之说，"左右"二字可作东、西和木、金解。如此而论，已完全是阴阳和五行合一之论了。但是，因其中之地（土）之"阴"乃是相对天阳而论，就"太极元气"而论则是非阴非阳者。故此土（地）在阴阳学说中属阴，但在五行学说中是非阴非阳者。

中土这种属阴又非阴非阳的特性，反映在《内经》中，就是土居中央不主时，居中央以灌四旁之说和土（地）主长夏说。

长夏作为独立之季，其气暑，是湿热俱盛之气，湿为地气，热为天气，故乃兼主天地，太极元气不分阴阳之意。

土（地）为五行之一，居中央主四季之末各十八天，则土虽随各季之气而为其气，随其他四方四行之气而中和，但由于四季中春夏属阳，秋冬属阴，故居中而不分阴阳，仍有统领阴阳的作用。

土虽为五行之一，但与春夏秋冬（木火与金水）四季非是同一层次，它是两仪层次之中土（地），非是四象层次的土。土居中虽有上下、阴阳之分，但所指则仍是天地阴阳之事，非是五行分阴阳范畴。

上述情况可以说明，阴阳五行合流学说，完全符合太极元气学说的宇宙生成观，如《周易·系辞》"易有太极，是生两仪，两仪生四象……"的规律。

同时，汉代的五行学说的生克乘侮制化等理论也已趋完备，阴阳五行合流学说在医学中得到充分的利用，阴阳和五行的结合，已是比较全面和严密的体系了。

在太极元气混沌状态的基础上，清浊二气分出天地阴阳。天无形，有光热而轻浮在上，属阳；地有形质，多水寒和土壤而重浊在下，属阴。

天阳和地阴分别是阴阳和五行学说的根据，具有统领阴阳五行的地位，其中地有天地中界之义，又有属土，为五行之一的意义。

由阴地（土）区分和派生而出的金木和水火四行，为两对阴阳。金、水（水曰润下）沉重、收潜、下降、寒凉为阴，木、火（火性炎上）轻浮、宣散、上升、温热为阳。

金木相对水火而言为有形者，故为同类的一对阴阳。金重于木为阴，木轻于金为阳；水火相对金木而言为无形者，故同类而为一对阴阳。火在上，有光热，为阳；水在下，性寒凉为阴。

由于天和地是最基本的一对阴阳，土（地）又是五行之一而派生其他四行，故中土又可据四季的阴阳四象属性，分为阴土和阳土。

春夏两季是阳气温热趋势上升的季节，故上半年属阳，统上半年春夏之土为阳土；秋冬两季为地气水寒趋势上升的季节，故下半年属阴，统下半年秋冬之土为阴土。

2. 年周期的阴阳分属及季节体用

魏晋玄学的兴起，体用学说广泛传播于社会，体用成为儒、道、释各教互相交流的思辨术语，促进了三教思想的相互吸收和渗透。作为具有二十多年炼丹实践、一代道教领袖、三教合一思想奠基人之一的陶弘景，对炼丹经典《参同契》中如前所述的季节体用观，必然会了如指掌，深有体会，理解深刻，运用到他的医学著作中。

《参同契》本是丹家经典，如前所引"春夏据内体"、"秋冬当外用"一段，是用《周易》四季的温度变化，比喻炼丹过程中以体用为法掌握火候进退的。其阳火进符，即是加强、升高温度，即是升阳，即是引入阳气；阴符退火，即是减弱和降低温度，即是降低阳气，排出热气。四季的寒热变化，即阴阳的出入升降气化活动。

陶氏制定升降法则是阴阳并举之词，曰"升降阴阳"，在论述方剂时，阴阳之时位却与《参同契》有别。

《参同契》是依"子时一阳生""午时一阴生"先天八卦乾坤定位论，以子午时分阴阳；陶氏则是依后天八卦坎离代乾坤论，以立春和立秋分阴阳，并以阳气出艮土而升为阳旦，阴气出坤土而升为阴旦。

陶氏称阳旦汤为"升阳之方"，若排比而名阴旦汤，则应称之为"降阴之方"，阴降则阳升，那将与"阴符退火"降阳、降温、排热之义相背；若名之为"升阴之方"则不能体现"阳为主，阴为从"的尊阳卑阴思想，故取"扶阴之方"以名之。

魏氏所谓之"春夏据内体"、"秋冬当外用"，是春夏两季占据在内的体，到秋冬两季则充当在外的用。

春、夏为上半年，天气温暖，热度呈上升趋势，其气化宜升轻浮；秋、冬两季为下半年，天气寒凉，温度呈下降趋势，其气化收重坚藏。这是两仪层次上天和下地阴阳体用变化，它是以太阳为主宰，地球绕太阳公转运动一周的气化，以一年为周期。此年周期相对日周期和月周期而言，为期限长远的大气化，即如前所引《六微旨大论》所谓的"化有大小，期有远近"。

地球的自转，产生了昼夜交替的日周期，日周期约为24小时；因月为地球的卫星，月反射太阳光而明亮在上，产生月亮形态的盈亏虚满变化周期，约为30天为一月周期。

故每个太阳回归年中约有12个朔望月，分春夏和秋冬四季；每个季节有3个月周期，或称90个日周期。

由于四季与五行的分属为春木、夏火、秋金、冬水，每季有90个日周期；以四季之末各18日主土计，则各季均为72天。

如此以各季昼夜交替的日周期运行，相对分上半年和下半年。在以天（太阳）地（月亮）运行所形成太阳年周期中，五行之土，位在太阳升出于艮地平之上的阳旦，主上半年自立春东北艮，到主下半年立秋西南坤土为阳土（即属阳的立春到属阴的立秋）；位在月亮升出于阴土坤上空的阴旦，主下半年自立秋西南坤，到主上半年东北艮为阴土（即属阴的立秋到属阳的立春），此阴土和阳土属于远期大化的范畴。

陶氏《辅行诀五脏用药法要》在阴阳五行合流思想的基础上，把重玄学说的体用作为一对阴阳，纳入到太极生两仪，两仪生四象，五行由四象（两对阴阳）加中央（中土）而成的宇宙气化模式中。是以对相应的五味气味性能，配属五行五脏之苦欲，以随所欲者为用味，泄（逆其所欲）者为体味，能调其所苦者为化味。这一配属模式，也体现了本行体用互相作用生成"化味"，相生两行体用味相互作用"不合化"的规律。

《素问·至真要大论》谓："辛甘发散为阳，酸苦涌泄为阴；咸味涌泄为阴，淡味渗泄为阳。六者或收或散，或缓或急，或燥或润，或软或坚。以所利而行之，调其气使之平也。"

在近期小化日月周期方面，春季属木，前 45 天阳气初升，仍有如秋收之所用事，故以能收之酸为其体味；后 45 天较前 45 天阳较盛，春之升发宣散之气已然得势，故以能散能发之辛味为用味；春木之气化温和而苦于急迫，故以能缓急之甘味以防其过急者为其化味。

夏季属火，火性炎上，能蒸化水液为湿而润物之燥。前半季火热不及后半季盛大，水液仍有如冬水坚闭在内之意，故以能坚之苦味为体味；下半季水液蒸化之气得势，万物柔润不燥之象显明，故以能软之咸味为其用味；夏火之气化苦于惮散漫延不收，故以能收能敛之酸味为化味。

秋季属金，金质重下沉而降。前半季夏火湿润柔软之余势尚在，故以能软能润之咸味为体味；下半季刚燥肃降之气得势，故以能收敛气机外越上浮、收而降之酸味为用味；秋金之季万物成熟，生机内潜待藏，其气化去陈更新，故以能散之辛以防收降肃杀太过，兼具生发之力而助其新（辛者新也）者为其化味。

冬季属水，水曰润下，为上源秋金湿气凉降而渗入土中，再寒凝而聚藏于下者。前半季土中所渗凉而不凝，有中和之态，故以甘淡渗利中和之甘味为体味；下半季水湿寒凝聚闭藏于下，故以能坚闭聚藏之苦味为用味；冬水之季水火俱藏，天寒地坼，其气化为坚为燥，故以能软坚润燥的咸味为化味。

中土在太极元气层面，即是地球绕太阳公转一圈的视运动圆，即元气本身，艮位立春是上一年的结束，又是下一年的开始，清浊不分，混沌而不分体用。

两仪层面之土则为太阳年周期的上半年和下半年，上半年为阳气用事，下半年为阴气用事。虽阳气和阴气始生于坎水和离火之冬、夏两至，但坎到艮为阳气潜藏阶段，有"潜龙勿用"之困而不能得势，阴气在由离到坤亦应如阳之不能得势。

上半年之春，气化温和，为阳气升发之本源和万物生成之开始，体现了万物生于中土，故土以春之气化为用，即以甘味为用。

下半年之秋，为阴气肃杀之本源，为阴气的开始，体现了万事万物归于中土，而又收藏生机，待机再生的更新换代的基础，故以金秋之气化辛为中土之体味。

中土气化能渗水湿，湿盛则困，故以能坚、能燥之苦味以坚闭、干燥其湿而为化味。

中土的体用化配属，体现万物生于土又归于土，即是两仪层面中土的远期大化。

中土的体用配属，取木金之有形阴阳，双方之季的气化之味为体用，即春之化味甘为用味，秋之化味辛为体味；同时，以苦味为其化味，而此苦味，对相对是无形阴阳水火而言，既有冬水的坚闭而藏之义，又有夏火熯万物而燥之的双重意义，也是四象层面的中土之象。它是以日周期为基，积日为月，积月为季而成，因此中土的体辛、用甘（淡）、化苦，也是日（地球自转）或月（月绕地而转）层面中土的近期小化。

3. 阴阳五行合流

太极元气一词的组成，是阴阳五行全面合一，是太阳和中土的合一，即天地一体的宇宙理念。日月合明，光照古今往来，四方上下。日月在天之阴阳，与在地（土）之五行的运行，共同形成了日升月降、昼夜交替、四季更迭、寒暑往来、年复一年，新陈代谢等自然变化现象，即自然气化。

由于"悬象著明，莫大乎日月"，故日月的升降出没是自然气化最明显的变化。月为地（中土）的代表，在阴阳五行合流学说中，即是"太极元气"，是判阴阳，别四方，分上下，辨往来，定升降，论出入之基。万事万物"无中不立"，自然界的升降出入气化运动均以中土为枢。

中土建立方可产生木金水火四行，中土不立则无以分东西南北。

《辅行诀》创造性地把体用作为一对阴阳置入太极元气学说，配置五行五脏，以肝木东、肺金西、肾水北、心火南、脾土居中而分上下的六合辨证模式，作为外感天行组方分类的根据，既不纯属阴阳辨证，也不纯属五脏辨证，乃是二者有机结合的理论体系，进一步发展和完善了天人合一思想。

中土作为太极元气的代名词，充分表达了中土的崇高地位，此中土脾是广义的脾，有以脏统腑，不分阴阳的意义。

中土分上下，则是两仪层面的脾土，分阴土脾脏和阳土胃腑，分主上半年和下半年，相对五行之一的脾而言，是气化周期中之远而大者；上半年为阳土胃腑所主，下半年为阴土脾脏所主。

由于后天八卦艮土东北立春之时位，是上一年阴气用事的结束，又是本年阳气用事的开始，故此时此位称之为阳旦；后天八卦坤土西南立秋之时位，是本年湿热之气的结束，又是本年寒燥用事的开始，故此时此位称之为阴旦，这是阴阳二旦汤命名更深层次的意义。

此阴阳二旦的名义，是阴阳之气初升用事之义，所取是阴阳之气的进展趋向，非是阴阳相对的此升则彼降之理。《辅行诀》在讲治则时称"升降阴阳"，用的是阴阳相对性概念，在论其方剂功能时谓之"升阳之方"、"扶阴之方"，则是就阴阳之趋向性而论。

4. 脾胃的升清和降浊

陶氏二旦汤以阴阳命名，体现了此二方系两仪层次的中土剂。它方之命名则以四象之神名之，而以体用示五行各自的阴阳，四象层面的中土，蕴涵在各自的体用交互之中。

两仪层面的中土，已分化为阴土脾和阳土胃。胃土主肝、心阳脏的升清和降浊，脾土主肺、肾阴脏的升清和降浊，结合脾胃的脏象关系及其所络经脉的运行走向，可证其所以然。

《素问·灵兰秘典论》谓："脾胃者，仓廪之官，五味出焉；大肠者，传导之官，变化出焉。"

《素问·玉机真脏论》谓："五脏者，皆禀气于胃，胃者五脏之本。"

《素问·五脏别论》谓："胃者水谷之海，六腑之大源也。"

《灵枢·五味》谓："胃者，五脏六腑之海也，水谷皆入于胃，五脏六腑皆禀气于胃。"

《素问·经脉别论》谓："饮入于胃，游溢精气，上输于脾，脾气散精，上归于肺，通调水道，下输膀胱，水精四布，五经并行，合于四时，五脏阴阳，揆度以为常也。"

《素问·太阴阳明篇》谓："帝曰：脾与胃以膜相连耳，而能为之行其津液者，何也？岐伯曰：足太阴者，三阴也，其脉贯胃属脾络嗌，故太阴为之行气于三阴。阳明者，表也，五脏六腑之海也，亦为之行气于三阳，脏腑各因其经而受气于阳明，故为胃行其津液。"

《素问·阴阳应象大论》谓："寒气生浊，热气生清。清气在下则生飧泄，浊气在上则生䐜胀。此阴阳反作，病之逆从也。故清阳为天，浊阴为地……清阳出上窍，浊阴出下窍；清阳发腠理，浊阴走五脏；清阳实四肢，浊阴归六腑。"

综合上述引用经文，可以认为：胃为纳入和贮藏水谷之处，水谷在此得渐升之阳热的腐熟，由心腑小肠承接而泌别清浊，其清者被赤化而随阳气趋升之势，及其所系之足阳明经脉，自足向胸运行的方向上升，归于心以营养全身；其谷气之糟粕则由阳明手经所系之腑大肠，传道至魄门而排出。

由此可见，阳土胃所主肝木心火，是阳热之气趋升而生清的时位，然而在同一属阳的时位上，清升则浊降，阳长则阴消，故也有谷气之糟粕降下排出的一方面。

由于脾与胃是表里关系，以膜相连而代胃行其津液，即脾主胃收纳水谷腐熟后的水液部分。

水液之清者为津，浊者为液。足太阴经脉所系之脾为三阴之长，其布精散湿作用可使水液之精华得以布散周身，与其相关之手太阴经脉所系之肺，也可通过主一身之气的作用，使水液气化如雾而润泽周身，或随其经脉由手走头的趋势而上升，即所谓脾的升清作用，其"升清"实际上是太阴肺手经的作用。

水谷液体部分之清者，经脾肺布散全身，所余之废浊部分，随肺鼻窍之呼气和皮肤之毛孔外排而出；或通过其所系经脉足太阴脾经脉，从头走足自上而下的趋降之势，使水道三焦经脉的运行畅通，下归膀胱而排出，此即脾土所谓渗湿利水的降浊作用。这种降浊作用，主要是由脾的经脉运行趋势向下来完成，其呼气和汗液由内向外的排废功能，是由肺来完成。

由此可见，阴土脾所主肺金和肾水时位，是阴寒之气趋升而浊气外泄和下排的气化时位。然而，在同一属阴的时位上，浊气多则清气少，阴长则阳消，故在降浊气化为主的时位上，也有升清气化的一方面。由此看来，世谓"脾主升清，胃主降浊"之说，不无可议之处。

如《伤寒论》247 条谓："趺阳脉浮而涩，浮则胃气强，涩则小便数，浮涩相搏，大便则硬，其脾为约，麻子仁丸主之。"对此条，历代注家皆囿于脾升胃降之说而饶舌曲解，对其中约字之义，又众说纷纭，如约束、俭约、限制、制约、穷约等，从病机和用药核之，均有牵强之嫌。若依肺脾主降解此证，当为"胃热津枯肠燥，不能润滑粪便，脾气下降受到制约而难下"之证，如此解则明快畅达，药证相符。

第 179 条之"太阳阳明者，脾约是也"，亦当是太阴脾土降下之气受到制约而大便难下之证，兹不烦言。

又如所谓之宣肺以通大便，大肠本系肺腑而主传导糟粕，却被称为"提壶揭盖法"，绕过肺"苦气上逆"之生理本能而求其解，岂不聱牙？

关于四象层面的阴阳问题，《辅行诀》是以五行的体用表达的，五行各自的体用，即是各自的阴阳，五脏的体用化辨证即是六合辨证的方法。原文小朱鸟汤下和小玄武汤下，已分别有"心气不足"和"肾气不足"的提示，可进一步深入探究。

另一需要说明的问题，是笔者认为脾胃的"脾"，所指应是现代解剖学的胰，而不是胁下之"脾"，笔者在《辅行诀研究》中曾提出过此观点。本文所引《素问·太阴阳明篇》"脾与胃以膜相连耳，而能为之行其津液者"一句，无论从位置上还是从功能上，都可以作为胰即是古人所称之脾的根据。感谢《内经》为我们留下了如此精准的解剖和生理资料，更希望引起同道们的关注。

（三）混沌元气汤及二旦汤方名述义

1. 混沌元气汤及二旦汤方根

太极由无极而生，无极中空空无物，只是清浊不分、混混沌沌、朦朦胧胧之气，即元气。清浊之气经过像粮食酿酒一样的氤氲，渐见清浊，清者为天，浊者为地；在此过程中，化生出现了清浊二气的分界，即是"太极元气，涵三育一"的理念。此清浊之分界"一"有两端，上为天，下为地，既不属清阳之天气，又不属浊阴之地气，因此它仍是"厥中惟虚，厥外惟无"，"空"而无所指者，即一元之气开始而仍混沌者，谓之混沌元气。

混沌本系古代神话传说中中央之帝，又称浑沌，最早出自《史记·五帝本记》，为自然淳朴的状态；另有记载为四凶神之一的神化生物名称，见于《左传》和《老子》。

天清地浊二气的交互运动，化生为阴阳二气，阴阳二气的交互运动，以太阳与月亮的升降为象。《辅行诀》所谓之阴阳二旦，乃是以太阳与月亮初升为象。分析阴阳二旦小方中均有芍药、生姜、炙甘草、大枣四味药物。其中：

芍药味酸（《别录》）、苦（《本经》）、微寒（《别录》）。气为凉，味属阴，性凝收而趋降，乃象地之药，用量三两。

生姜味辛（《本经》）、温（《本经》）。气为温，味属阳，性宣散而趋升，乃象天之药，用量三两（《辅行诀》二旦汤用量均为二两，《伤寒论》桂枝汤即阳旦汤、小建中汤用量均为三两，从之）。

炙甘草在阴阳二旦诸方及《伤寒论》桂枝汤、小建中汤中均用二两，《辅行诀》虚劳建中汤用量为三两，暂订二两。

芍药生姜两味，一象地一象天，一凉一温，一收一散，一降一升，相互调平，则与清与浊均无所损益，仍是混元状态。

其中炙甘草，味甘、平（《本经》），解百药毒，为九土之精。味甘有淡味之意，有中土立极之义；气平为不寒不热，不凝不散；中和诸药，九土之精则有"唯精唯一，充执厥中"之义；用量二两，则是主天、地之药（芍药、生姜）总量的三分之一，与"太极元气，涵三育一"中的中界"一"相对应。

上述三药可对应太极元气清、浊、中，构成混沌化生之义，可称之为混沌元气汤，简称混元汤。

此中土是"太极"所生之"两仪"，是阴阳的分界线。是太极图阴阳鱼中"S"形连线伸展（阴阳分开）而成。此"S"线是以两"鱼眼"为圆心的两个开放的相切圆，它们又与太极圈之大圆相切，两鱼尾点在对冲的圆周上，未伸展时圆而开放，无两端两仪之分，是混沌状态它无时无位无方，隐于金木水火之中，分属四季之末各十八日，即土主四时之说而属神的概念。

只有以两鱼尾点为切开点，将"S"线伸展，拉直，形成一个有两端的"一"字，此"一"才有了阴阳分明的含义，才是太极元气所育之"一"；它标志着虽在数学中读为

"零"，从着眼点出发，却已有了"两"仪（阴阳）的含义。只有清浊分明之后，天地之交中界"一"才得以形成，地面"土"，就有了阴阳之分，也就有了后天五行之气的意义。

伸展后的一，以上端为胃阳，统肝春木和心夏火，下端为脾阴，统肺金秋和肾冬水；此阴阳二土，是其他四行之母，即所谓之"两仪生四象"，同时中土也是其他四行之所归。此土与金木水火非同一层次，高出一级，在四季五行图中是夏至到立秋的长夏，和冬至到立春的藏冬（依在主藏的冬下半季而暂定名）阶段。

为此在原混元汤的基础上加入一味大枣为土，以表达五行之阴土。大枣味甘（《本经》、《灵枢·五味》同）、平，安中养脾，平胃气，和百药（俱见《本经》），在气味性能上与甘草有诸多相同之处，亦可为中土之药而有些微之异。

由于此阴阳两仪之土，已是阴阳交互的运动模式所成，即是太阳光热气下射于地，地水湿之气上升于天而成就万物。甘草药用根在地下，枣为树果生在树上，二者均外赤内黄，甘草根之赤，乃禀地温之热而成，其根上输水液出地面到茎干，再随阳气之升上行致枝叶，有治上焦燥而止渴之效，故为升阳土之药。

大枣果皮之深赤因于阳光，其果收天湿之气而性滋润，可随阴气之凉降入地面之下而渗入土中，但不易外渗而出，故枣肉虽多津，水煮可吸水分，但挤压不能泌出而为泥，有水土合德之象而保津存液，故为扶阴土之药。

此中土分阴阳之论，乃是两仪层面之土，阳土统木、火，阴土统金、水，故上四药为阴阳二旦小汤方之方根。

在阴阳二旦小汤方根四味药中，生姜、大枣为寻常食品，大枣为《素问》五果中之脾果，《灵枢·五味》谓为脾病宜食之果；生姜虽非五菜之一，但孔子《论语》中有"不撤姜食"之说，可证当时生姜已经成为寻常菜类食品，它与枣同用有充养助益水谷之气的作用。插生姜于枣树针上，则姜遇寒不冻，天热不腐，色变浅绿，味更鲜美，可证二者同处，大有振奋生机，增强中土（脾胃）造化的玄机。它们与酸味白芍同用则益阴液而收降，与甘味炙甘草同用则升阳气而宣发，有阳平阴秘之功，乃升降中土之根基。

2. 二旦小汤

阴阳二旦小汤方根中加入升阳宣发之桂枝三两，名小阳旦汤。

桂枝辛为阳味，与方根中味酸之芍药同用，可化生属阳之甘味，更加强了生化阳气之机而有升阳之用。

煎服法后谓"服已，即啜热粥饭一器，以助药力"，《伤寒论》桂枝汤后谓"服已须臾，啜热稀粥一升余，以助药力"，均说明阳旦汤为助水谷之气之方，恐药力不逮，故加"热"饭，其用热以助桂枝之温；粥由米和水煮成，米为谷，水为液，二者为发汗之必须，热粥饭未说明饭之浓度，不如《伤寒论》"稀粥"二字水谷并重更好；当然在阳旦汤下不用"稀"字，是说明了患者阴液不太缺乏，热饭是取其谷气为主，亦无可厚非，但仍不如"热稀粥"三字可表达小阳旦汤方阳虚者阴亦有损之义。"热"即温升阳气，"稀"即水饮之气，"饭"即谷、菜、果之气，合之即升发胃阳水谷之气；药治源于食疗，信而有征。在饭的用量上，《伤寒论》之词更为精确。

小阳旦汤方后谓："若加饴一升，为正阳旦汤。"笔者认为此句之"正"字，为偏正之"正"，非是小阳旦汤外另有一个正阳旦汤，主治另外一些病证。本来小阳旦汤加味甘气温属阳之饴即是"正方"，但饴为谷类加工酿制而成，为水谷之精华，制作不如热稀粥简单方便，即（也就是）啜热稀饭也可，但这是"偏"方。

此小阳旦（正阳旦）汤与虚劳建中小补脾汤所用药味同，只是补脾建中汤有桂心无桂枝，生姜用量为二两，大枣用量或为十五枚之不同，却是为救劳损病而设。

二旦小汤方根中加入味苦（《本经》）气大寒（《别录》）属阴之黄芩三两即小阴旦汤。味苦气寒可以扶阴，苦与方根中之炙甘草、大枣之甘味合化生咸，咸为阴味，更能增强扶阴之机。

小阴旦汤后谓"服汤已，如人行三四里，令病者啜白酨浆一器，以助药力"。白酨浆味酸气凉属阴，可扶阴气，为米汤酿成，但较饴稀薄，亦为水谷之精气而更增益阴水。对比阳旦用饭之例，则可加饮水一升为偏阴旦汤。

3. 二旦大汤理致与脏腑经络

外感天行病日久不愈，脏腑之气虚损劳极，则与内伤杂病之虚劳病同。治外感天行亦以保胃气为第一要务，若劳极已成，治疗则与内伤杂病无异，正复则邪自除，故其主治非如小方之"治天行"病，而是概外感和内伤而言"治凡病"。

此类病证较二旦小汤所主者，病情深重、所涉范围广大，可称之为大病，相应治疗之方称之为大方。然而制方之旨，仍以辨阴脾阳胃损伤所在调而平之，以建立中土之气，助益后天之本为基本法则，阴阳二旦大方即是在此思想的指导下组方用药的。

《辅行诀》原文中二旦小方主治文均仅冠以"天行"二

字，却不见"病"字，可见二旦小方所治症状轻微，仅在混沌元气汤基础上加入大枣以助中土元气，增强抗病能力，明显突出了养生为主的理念。辨证加入桂枝或黄芩调其阴阳之偏颇，即阳旦和阴旦之小方。至大方主治文中才用了"病"字，而且是"凡病"二字，即兼指外感和内伤而言，亦可看出其"安内攘外"的养生理念。

阴阳二旦大方之"大"，还有其更深层次的意义。

二旦大方之名，是相对小方而言。小方之阳旦是以春天阳气初始起用之时命名，而阳气从立春到立秋为阳气渐次增强，春少夏多，故春季之阳可称为小阳或少阳，夏季之阳可称之为大阳或太阳。

少阳在经络学说中为甲木胆腑所系，胆为"中正之官"而温和，有决定阳气正常运行布施的作用，即"一年之计在于春，一日之计在于晨"、"十一脏取决于胆"的道理；阳旦小方即是在肝木（甲木）体味为酸（芍药），用味为辛（桂枝），化生甘味（炙甘草）的模式上，加入饴糖之谷、生姜菜、大枣果类以养之、充之、助之。

少阳经脉足经为胆，手经为三焦，三焦经脉运行路线为自手向上而行者，可使气血自手上行系于三焦，三焦为决渎之官，气机升发，为水液运行的道路；足少阳经为自上而下行至足者，系于中正之官胆，胆为奇恒之府，喜宣畅，可排出胆汁以利中土。

夏季为在天阳热光照渐强而至极的时期，同时也是地上水被蒸化为湿气，升腾渐盛而至极的时期。立夏是此季的开始，位在东南；终于立秋，位在西南。

夏季是阳气鼎盛时期，春季为少阳，则夏季相对而称大阳，"大"字古代训为"太"，故大阳即太阳。足太阳之经脉自头下行至足，系于州都之官膀胱，而排泄尿液；手太阳之经脉自手上行至头，可运行气血上行，系于受盛之官小肠，小肠可使胃腐熟之水谷清浊分别，清者随经上行和上输于脾，废浊之液下归膀胱而排出，糟粕传入大肠排出。

夏季是太阳光热作用最强，阳火炎上之性发挥尽致的季节，太阳之名正可谓名副其实，但是还有其更深层次的问题，即太阳对地球的作用，它可以主导地气的运行状态。这是阳为主、阴为从、尊阳卑阴思想的渊源，同时也为夏季之气化除太阳（大阳）名称之外，又有了一个阳明（天之日与地之月合明）的名称，它体现了天地之气的交合变化。

我国地形西北高而东南低，即"天不满西北，地不满东南"。因"水曰润下"而往下流，故江河源于西北流向东南而归海，形成西北高亢而燥极，东南卑下而湿盛。

笔者认为，正是因为立夏之时既是太阳光热强大的开始，也是地气湿气盛大显露之处，天阳之光热，与地阴之水湿一并强盛，这是《周易·说卦》所谓"帝出乎震，齐乎巽，相见乎离"句中"齐乎巽"的意思。

夏至为夏季之中，位在南方离，阳光最强而湿气亦最为明显，虽已是"一阴生"之时，但直至立秋时位始达湿热的最高峰，之后才趋下降而不显。因此，夏至是天光热之气与地湿之气显明可见的开始，这是"相见乎离"的意思。

天气与地气的作用均在此季明显可见，正合"日（太阳）月（地）合明"之说，此"明"字再系一"阳"字以示夏季属阳，则可称之为阳明之季，与其对应之旦方可称为大阳旦汤，正如《素问·至真要大论》所谓："帝曰：阳明何谓也？岐伯曰：两阳合明也。"

笔者认为阳明经腑的作用有三：一是阳明经所系的腑足

经为胃，手经为大肠，二者均属阳经而运行有自下而上和自上而下之别。手阳明大肠经自下而上，使清阳之气上行，促使胃腑腐熟所收纳之水谷；足阳明经脉自上而下，使清气经小肠上输于膈而布散，废浊糟粕达于大肠，与其脏脾共为新陈代谢，气化升降出入的中枢。

二是为心肝两脏阳气升发用事的势力所在，阳气盛大的心火为太阳君火，阳所初始用事的肝木为少阳相火。阳明胃土与心火一家（后有详述），相火为土中之火（后有详述），火性炎上，故阳明胃可代表太、少二阳经阳气的升发功能。

三是阳明胃经为多气多血之经，胃为水谷之海，为五脏之本，水谷之气及营、卫、气、血，津、精、神之源，是防病祛邪能力之所在。

由于阴阳五行合流学说是基于北水南火为一对阴阳，东（左）木西（右）金为一对阴阳，中土分上下为一对阴阳的模式，故可以用与阳方经脉所系之腑，所对应的阴方所系之脏，作为阴方的脏器。

如金木为一对阴阳，阳方（木）足少阳胆，所对应的阴方（金）则为足太阴，足太阴经脉所系的脏为脾，则脾为阴方的脏。

足太阴经脉系于脾，脾之经脉自足上行，与胃共为仓廪之官，运行水谷之气上行以布散之；手太阴经自胸走手，系于肺，肺为相傅之官，其气清肃下行，辅心君而主一身之气。手足经脉一升一降，共同完成新陈代谢。但脾主运化布散，其势彻通上下四肢百骸，无处不到，非专主升降出入中之一向者。

阳方南火为太（大）阳，阴方北水则为少阴。足少阴经脉系于肾，肾之经脉自足上行，运行阴精之气以济心火，系于作强之官肾而主坚闭固藏；手少阴心经之脉自胸下行至手，运阳气下达，系于君主之官，主血脉而出神明。心肾手足少阴经脉一升一降，共同完成精血水火的正常运行。但心为君主之官，为十二官之主，非专主内外出入中之一向者。由于火土一家和水土合德的原因，水火的升降气机亦必系于中土脾胃的升降。

由此可知五行中木与金、火与水两对阴阳气机升降与中土的关系致密。

中央土之上方阳土为阳明，中央之下方阴土本当为厥阴，其经脉为足厥阴肝与手厥阴心包络。但脾为至阴之脏，为三阴之长，且中央下方为地，月为地球之卫星，随地球围绕太阳公转，为地球之象，其悬挂在天，有易于观察之便，故古代月有太阴之名，可与日（太阳）并列称之。因此中央下方之阴土，仍以足太阴经脉所系之脾名之。

4. 二旦大汤方根及药物

阴阳二旦大方，是为不分外感天行和杂病所致的虚劳证而设，其证较二旦小方证阴阳损伤更大，病情更深重一筹，因此应加强原方根调平阴阳以复正的作用。

《本经》谓人参味甘，气微寒，主补五脏，久服轻身延年，《别录》谓其微温无毒，调中，一名神草。拙著《辅行诀药性探真》"人参"项下结语云："总之，人参一药，从其生长所需条件及气（微寒微温）味（甘为脾土之味）、主治病证（心火脾土）等方面，都与阴阳不测谓之神的脾土相关，同时也寓有火土同治的理念，为治脾土证的常用药物，故《辅行诀》将其列为土中土药，为助土用之主。"

人参这种不偏不倚，调中而主补五脏，有神草之誉的特性，正是加入二旦汤方根，组成阴阳二旦大方方根的最好选择，故在阴阳二旦小汤方根基础上加入人参三两而组成大方方根。

黄芪，《本经》谓其味甘，微温，主治文中有"补虚"二字；《别录》主治文中则有"补丈夫羸瘦"，"益气"等语，其味甘为阳，微温可以升阳；《本经疏证》引李东垣云"内伤者，上焦阳气下陷为虚热，非黄芪不可"；现代仍多用此以疗诸脏器之下垂或气虚下陷者；与小阳旦中桂枝之甘温宣发者同用，更能升阳益气，故在二旦大方根中加入黄芪五两，并如小方加谷物酿制之精华饴糖一升，即大阳旦汤。

阴阳二旦大方方根中加入柴胡八两，半夏一升，即大阴旦汤。

柴胡，《本经》谓其"味苦，平"，主"心腹，去肠胃中积气，饮食积聚，寒热邪气，推陈致新，久服轻身，明目，益精"。

《别录》谓；"微寒，无毒，除伤寒心下烦热，诸痰热结实，胸中邪逆（一本作气），五脏间游气，大肠停积，水胀及湿痹拘挛，亦可用浴汤。"

柴胡味苦为阴，微寒为凉，苦者能下，凉者能清，其气化同于肺金之肃降。主治痰热结实、逆于上焦胸中之邪、中焦脾胃之饮食滞气积聚、下焦肠中停积、水胀湿痹等三焦之诸废浊腐物所致之病，可使诸邪降下而出，推陈而致新，从而达到轻身明目益精健身的效果，亦如金秋肺庚辛（更、新），收成果实以衍生下一代的作用，故柴胡堪称扶助阴方气化之品，作为扶阴之方大阴旦汤的主药。

大阴旦汤中之半夏，非为方根中之品，法当舍而去之，但若去之不用，对比阳旦大汤则又缺一水谷酿制品，且小阴旦汤中尚有白㦮浆，虚劳方中反而不用助水谷精气之物，又似殊不合理。

笔者认为，大阴旦汤中半夏一味，乃如大阳旦汤中之饴，为增强扶阴之气化而用。半夏药用为地下根块部分，而根块始生于仲夏，即夏至日左右，若五月（即仲夏）采之则小而质虚。由于夏至为夏三月之中，为阳极生阴之时，故云"夏至一阴生。"半夏"生当夏之半"而名为半夏。若八月采挖，则其根块形大质实，始堪为药用。八月为仲秋，秋分为秋季之半，乃万物成熟收割之时，也是从夏至一阴生到冬至一阳生，整个阴气生成过程之半，可以认为半夏根块所禀之气为阴气趋升，有扶持阴气渐至强大的作用，可代白㦮浆之扶阴，故用之。《金匮》治虚劳病黄芪建中汤下云"疗肺虚损不足，补气，加半夏三两"，可印证半夏为补肺气之药。

（四）阴阳二旦汤证治述义

《素问·阴阳应象大论》谓："天有四时五行，以生长收藏，以生寒暑燥湿风。"寒暑（或加一"火"）燥湿风之有序运行变化即天之五（或称六）气，其寒热之气源于所受天球阳光之多少；燥湿之气因于水液之余亏，此寒热燥湿之气流动互补之象谓之风，故风无四气之特性而无所不入，无处不在。就五行天阳之气而言，为夏火热冬水寒，春木温秋金凉；就在天之地阴燥湿之气而论，则春木湿，秋金燥；长夏湿极，藏冬（藏冬之义请参下节）燥极。由于水液的形态从化于温度，热则湿，寒则燥，故地燥湿之气从属于阳火，在年周期中以春夏湿为阳，秋冬燥为阴。

《辅行诀》与《伤寒论》为同源异流的关系，所以在阴阳问题上可以互参而论。但《辅行诀》以五行分两对阴阳和中土不属阴阳（两仪层次之地）为基础，《伤寒论》以二（阴阳）生三为基础，其阴阳二类的命名意义是不完全相同的。如"阳明""少阳"之名，即是如此，在互参时应当注意，以免混一。

1. 小阳旦汤证治

小阳旦汤：治天行发热，自汗出而恶风，鼻鸣干呕者方。

桂枝三两　芍药三两　生姜二两,切　甘草二两,炙　大枣十二枚

上五味，以水七升，煮取三升，温服一升。服已，即啜热粥饭一器，以助药力。稍令汗出，不可大汗流漓，汗之则病不除也。若不汗出可随服之，取瘥止。日三服，若加饴一升，为正阳旦汤也。

《伤寒论》第12条云："太阳中风，阳浮而阴弱，阳浮者，热自发；阴弱者，汗自出，啬啬恶寒，淅淅恶风，翕翕发热，鼻鸣干呕者，桂枝汤主之。"

该条下桂枝汤方，方药及煎服法与小阳旦略同，但生姜用量为三两，当从。

小阳旦汤，"治天行发热"一语道破了该方所治的发热，是由在天之寒、热、燥、湿、风五气运行失序，超过人体适应能力所致的发热，未言是专主一气致病者。《伤寒论》虽言太阳中风，但因"风"可兼其他四气，仍不能说明所主是何气之邪。

《伤寒论》第七条云："病有发热恶寒者，发于阳也；无

热恶寒者，发于阴也。"

小阳旦汤虽有"发热"和"恶风"之词，但均未言"发热恶寒"或"恶风寒"，《伤寒论》中却已有"发热"、"恶风"、"恶寒"等证状，并用翕翕、淅淅、啬啬诸词以形容之。符合"发于阳"的标准，故可以认为其发病部位在阳，即其病位在属阳的春肝木和夏心火。

翕，意为羽毛之拂，翕翕发热是形容其发热轻微；淅，是轻微的风雨声，淅淅恶风是形容其恶风轻微；啬，是吝啬、小气，该用财物舍不得的意思，啬啬恶寒，是形容其恶寒轻微。三个形容词明确了其三个证状都是轻度的，其病势也是比较和缓的。

《伤寒论》第7条云："病有发热恶寒者，发于阳也；无热恶寒者，发于阴也。"此证有轻微发热和恶寒，可以进一步推知，其病位在阳而且在阳气比较少的少阳（请注意，此与《伤寒论》三阴三阳的少阳不完全等同），即春肝木。

春肝木之阳为胆，其所系手经脉为三焦。《难经》三十一难云："三焦者，水谷之道路也，气之所终始也。"六十六难云："三焦者原气之别使也，主通行三气，经历五脏六腑。"水谷之气和元气的升降出入，都是通过三焦的气化而实现的，可以说三焦是诸气与液代谢途径的概括。

天气运行紊乱失序所致人体某部位之病，即是某部位之正气不足而不能适应天气变化，即所谓"邪之所凑，其气必虚"。今少阳发病，即少阳之正气不足。

《素问·生气通天论》谓："阳气者，烦劳则张。"又谓："阴阳之要，阳密乃固。"阳气主外而上升，以下潜固密为常，以张散无度为病态。少阳阳少阴多，劳累而耗伤阳气，而出现阳气张扬疏散过度则成火热，如《伤寒论》所谓之

一、升降阴阳二旦汤述义

"阳强"实为卫气之虚张而发热。

阳气在外者为卫气，因其虚张，在内营阴之气不能适而应之以固守于内，即所谓之营卫不和，或称"阳浮而阴弱"。卫气与营液为一对阴阳，互相恋系，营液随虚张之卫阳外越即为自汗出，同时《灵枢·经脉篇》谓："三焦手少阳之脉，是主气所生病者。"本来即有"汗出"一证。

卫阳营阴受病则抗御外邪之职能不力而恶风，风可助火益燥之势，引领湿与寒而搏结，为诸邪入侵之先导，为百病之长，故恶之。

春阳木与秋阴金为一对阴阳，少阳患病则太阴亦被涉及。手太阴经脉所系之脏为肺，肺主一身气而官窍为鼻，气冲动其窍则呼吸有声而发鼻鸣。

中土为金木交互之枢，少阳之气虚张而逆上，阳土胃之气机亦随之上逆而成干呕。

煎服法中谓服汤后啜热稀饭旨在补充中土水谷之气，以增气血津液营卫之源，斡旋升降出入气机之不和失序。服方后以微汗出为宜，不欲大汗淋漓伤其阳气阴津而邪亦不除。

2. 大阳旦汤证治

大阳旦汤：治凡病汗出不止，气息惙惙，身劳力怯，恶风凉，腹中拘急，不欲饮食，皆宜此方。若脉虚大者，为更切证也。

黄芪五两　人参　桂枝　生姜各三两　甘草炙，二两　芍药六两　大枣十二枚　饴一升

上七味，以水一斗，煮取四升，去滓。内饴，更上火，令烊已。每服一升，日三夜一服。

《辅行诀》小建中补脾汤：治脾虚，肉亟，羸瘦如柴，腹拘急痛，四肢无力者方。

桂心_{三两}　芍药_{六两}　甘草_{三两，炙}　生姜_{二两}　大枣_{十五枚，去核}

上五味，以水七升，煮取三升，去滓，内黄饴一升，更上火令烊已，温服一升，日三夜一服。

《伤寒论》第100条，小建中汤：伤寒阳脉涩，阴脉弦，法当腹中急痛，先与小建中汤，不差者，小柴胡汤主之。

其方药为上方加生姜一两，煎服法为日三服，后有注云"呕家不可用建中汤，以甜故也"。

《金匮·血痹虚劳病脉证并治》谓：小建中汤，主治虚劳，里急，悸，衄，腹中痛，四肢酸疼，手足烦热，咽干，口燥，小建中汤主之。

小建中汤方：桂枝_{三两}　甘草_{二两}　芍药_{六两}　大枣_{十二枚}　生姜_{三两}　饴糖_{一升}

上六味，以水七升，煮取三升，去滓，纳胶饴，更上火消解，温服一升，日一服。

又云："虚劳里急诸不足，黄芪建中汤主之。"

又云："黄芪建中汤，即小建中汤内加黄芪一两半，余依上法。气短，胸满者，加生姜，腹满者，去枣，加茯苓一两半，及疗肺虚损不足，补气，加半夏三两。"

大阳旦汤证，病位在夏火心，大阳即太阳（请注意此太阳与《伤寒论》三阴三阳之太阳不完全等同），又属阳明（火土一家），为阳气最盛的时位。病发此位，说明人体阳气虚衰至极，不论有无外邪为患，助阳是第一要务。

此证之阳气虚张外泄，心液难以固守于内，如夏日之汗随热出而不止；气息之虚不可支，如哭泣时之抽噎，抽抽搭搭以自救；身形疲乏而神气怯懦，有轻微的风凉即全身不适而不能抵御，此皆外卫之阳虚张之极所致。外卫之阳虚张至极，则在内之阴不能与之相和，阴凝寒结而腹中拘急紧张，中土失其斡旋出入之机而胃不纳食。

《金匮·血痹虚劳病脉证并治篇》谓"夫男子平人脉大为劳，脉极虚亦为劳"；又云："劳之为病，其脉浮大，手足烦，春夏剧，秋冬差……"

此证之脉大，是阳气虚张之象，非是气盛有余所致，重按必空濡。若脉极虚，则是内衰较甚之脉，主治文后小字注已明确提示了此证之病机为在外之阳气虚张。

从所引类建中汤的四个方剂来看，《辅行诀》小建中补脾汤、《伤寒论》和《金匮》小建中汤，均为小阳旦汤倍白芍加饴糖而成，即正阳旦汤。《辅行诀》主治均为中土脾虚证；《金匮》所主悸、衄、手足烦热、咽干口燥为从心火盛而生燥证，即本文所称之大阳证，又兼有里急、腹中痛、四肢酸痛等中土虚寒证；《伤寒论》所主证"伤寒阳脉涩，阴脉弦，法当腹中急痛"，当为卫气不足，运行不畅，而与营阴不和者，服小建中汤后，卫阳得复而营阴仍运行不畅则腹中痛，故不瘥者再用小柴胡汤以行营阴（《伤寒论》小柴胡汤即《辅行诀》之大阴旦汤，下节即将述及），最后又指出了呕家不宜小建中汤是因其味甘。

但《伤寒论》小柴胡汤在《辅行诀》为大阴旦汤，与大阴旦汤仅芍药一味药之差，《伤寒论》100条为何不称小柴胡汤主之，反而称服小建中汤不瘥者始用小柴胡汤，是因小建中汤（小阳旦汤类）与小柴胡汤（大阴旦汤）证均有腹痛，但阴阳属性不同，建中证之腹中痛为卫阳虚致营阴不运，升阳以和阴即可；阴旦证之腹痛为阴寒凝结，需除其积气食聚，故服小建中汤不愈者，服阴旦汤类可愈。

《金匮》黄芪建中汤，较大阳旦汤少用黄芪三两半，少党参，主治泛指"虚劳诸不足"，列出了三项加减法。从其黄芪用量较少来看，该证当是阳气虚张程度较轻者；短气胸满系上焦阳气虚而不宣，故加生姜芬芳宣通则愈；腹满为中焦湿盛遏阳，故去大枣之甘壅加茯苓之淡渗畅阳则满除湿祛；肺气虚损则清肃之气无权，故加能助长阴气之半夏以治之。

3. 小阴旦汤证治

小阴旦汤：治天行身热，汗出，头目痛，腹中痛，干呕，下利者方。

黄芩三两　芍药三两　生姜二两，切　甘草炙，二两　大枣十二枚

上五味，以水七升，煮取三升，温服一升，日三服。服汤已，如人行三四里时，令病者啜白酨浆一器，以助药力。身热去，自愈也。

《伤寒论》172 条谓："太阳与少阳合病，自下利者，与黄芩汤，若呕者，黄芩加半夏生姜汤主之。"

黄芩汤：黄芩三两　芍药二两　甘草二两，炙　大枣十二枚，擘

上四味，以水一斗，煮取三升，去滓，温服一升，日三夜一服。

黄芩加半夏生姜汤：黄芩三两　芍药二两　甘草二两，炙　大枣十二枚，擘　半夏半升，洗　生姜一两半，一方三两，切

上六味，以水一斗，煮取三升，去滓，温服一升，日三夜一服。

天体气化运行失序至人体不能适应而发病，在外之卫阳首当其冲，卫阳不虚者，即与营阴相协奋起而排之，此过程是通过汗出实现的。小阴旦汤证，无恶风则其卫阳尚可支，有汗出是排在表之邪之功尚可，但仍有头痛与热，肝春木之阳证仍些微存在，故用较少之生姜以助其解外之势。

《伤寒论》黄芩汤主治文虽冠以太少合病，已无汗出之表证，故其组方亦不用解表之生姜。

小阴旦汤证不但有头痛，又有目痛，是春木胆腑之病波及其阴脏肝之窍，同时病势由春木少阳（与《伤寒论》之少阳不完全相同）传入秋金太阴（与《伤寒论》之太阴不完全相同）而见太阴之证。

此太阴足经为脾之经脉，受邪则气血运行不畅，阴寒废浊排降不利，结积于内则为腹中痛而下利；腹属脾，中土脾阴之气不降则胃气上逆而干呕。

小阴旦汤证以病势趋里入阴为主，《伤寒论》黄芩汤证已无汗出且又未明言有发热恶风、寒，方中无生姜，可以认为其证即使有热，亦是在里之阴证之热；小阴旦汤之证云"身热"而不称"发热"，似有深义。

《说文》谓："发，射发也。"发有发送、发布、发生、发出等义。发热是从热之源头而名，即"热"发生、布散、产生的原始而名之。由于阳气为热之原，热是阳气的表现，是阳气所送出，故可以认为"发热"是无形阳气的功用。

《说文》谓："身，躬也，象人之形。"清代王述之《经义述闻》云："自项下，踵以上，总谓之身；颈以下，股以上亦谓之身。""身"有身体，身躯之意，是具体的实形，故"身热"是具体的形质有热。

因此小阴旦汤证之身热一证，相对小阳旦汤证之发热而言，是在里之营阴与邪气搏结为主要方面，导致营卫不相和谐而阳独亢于外的身体发热证，甚至是特指项颈以下到足、股部位的温度升高证状。

《伤寒论》黄芩加生姜半夏汤，与小阴旦汤药物组成多半夏，无白蔹浆，若依前所述半夏可助阴气渐升之势而言，则与白蔹浆之助水谷阴液有类似之功，则完全与小阴旦汤方义等同。

同时，若与阳旦方之正阳旦汤对比称之，则白蔹浆酿成尚需时日，就半夏有毒难以驾驭使用，却为止呕要药而论，则用白蔹浆者为偏方，而黄芩加生姜半夏汤可称为正阴旦汤。

4. 大阴旦汤证治

大阴旦汤：治凡病头目眩晕，咽中干，喜干呕，食不下，心中烦满，胸胁支痛，往来寒热者方。

柴胡八两　人参　黄芩　生姜切，各三两　甘草二两，炙　芍药四两　大枣十二枚　半夏一升，洗

上八味，以水一斗二升，煮取六升，去滓，重上火，缓缓煎之，取得三升，温服一升，日三服。

《伤寒论》第 96 条谓："伤寒五六日中风，往来寒热，胸胁苦满，默默不欲饮食，心烦喜呕，或胸中烦而不呕，或渴，或腹中痛，或胁下痞硬，或心下悸，或小便不利，或不渴，或有微热，或咳者，小柴胡汤主之。"

柴胡半斤　黄芩三两　人参三两　半夏半升，洗　甘草炙　生姜各三两　大枣十二枚，擘

上七味，以水一斗二升，煮取六升，去滓，再煎取三升，温服一升，日三服。若胸中烦而不呕者，去半夏人参，

加瓜蒌实一枚；若渴，去半夏，加人参，合前成四两半，瓜蒌根四两；若腹中痛者，去黄芩，加芍药三两；若胁下痞硬，去大枣，加牡蛎四两；若心下悸，小便不利者，去黄芩，加茯苓四两；若不渴，外有微热者，去人参，加桂枝三两，温复微汗愈；若咳者，去人参、大枣、生姜，加五味子半升，干姜二两。

外感天行病程长者和内伤劳损，均可导致中土脾胃升降阴阳气机的失控，阴气不足重者则成为冬水肾少阴证。

肾水与心火为一对阴阳，肾为水火（相火）之脏，气化不足则水液不足上承以济心火而咽干；相火则因闭藏不利而暴张上蹿，形成阴虚于下，火亢于上的心中烦满上焦火热证。

另一方面，肝主藏血，肾主藏精，精血同源于水谷之气，并可互相滋生和转化；肝府胆中所寄相火又生于肾之命门，故肝与肾有气盛则皆盛，衰则皆衰的共枯荣关系，即所谓"乙癸同源"。

属阴之肾冬水病损而气化不足，则水不涵木而肝胆之火上冲清阳之窍发为头晕，热入肝窍则视物发黑而为目眩，伤其所主之胁及心肺所在之胸，则为胸胁支痛。

中土升降气化不利，阴气不足则清肃凉降不力，胃热气逆而干呕、食不下。

《本经疏证》"柴胡"项下云："当升不升则阳拂怒而为热，当降不降则阴鸱张为寒。"拂，轻轻擦过之意，并有抖动、甩动的意思；怒，有奋起、奋发之意，并有气势很盛，不可遏止的意思，拂怒则是愤怒的样子。鸱，是像猫头鹰的一种凶暴的鸟；张，为像鸟张开翅膀，鸱张则是比喻像鸱鸟张开翅膀一样凶暴。

大阴旦汤证，如秋冬收降闭藏不足而不胜阳，即"当降不降"。阴液不降，积聚为气积、痰水、瘀血，此气积痰水瘀血为阴水不降的寒性病理产物。如仲景小柴胡汤证可有小便不利之水蓄，奔豚证为气积，热入血室有血之瘀。

气积痰水瘀血又可导致阳气不能温煦肾水，亦不能上寄心包代心行气，此"当升不升"的病理，乃变阳气专胜为虚张之热，冲逆暴张而上则为害，类似朱震亨所谓"相火者，元气之贼"。

由此看来，大阴旦汤证具有寒和热两个方面的病理基础。

《伤寒论》小柴胡汤即本方去芍药，亦以寒热往来为主证之一。此外，张仲景在热入血室、奔豚证中亦提及寒热往来证状，但历代医家对这一证状的病机分析却众说纷纭，莫衷一是。尤其是此大阴旦汤下又明确提出治"凡病"，乃是外感内伤同用之方，世行之半表半里少阳证说，难以通达"凡病"之义，更增加了对往来寒热病机认识的复杂性和难度。

笔者认为，无论外感内伤，其"邪之所凑，其气必虚"的病理基础是必然的，因此意欲一反"邪在半表半里之少阳"的常规思路，而从人体正常阴阳五行运行规律着手，探索其往来寒热一证的病理。实际上这也是治疗学和养生学的差异所在，即治疗学以祛邪为要，养生学以扶正为法。

我们先复习以下几段经典文献：

《周易·系辞》谓："日往则月来，月来则日往，日月相推而明生焉；寒往则暑来，暑来则寒往，寒暑相推而岁成焉；往者诎也，来者信也，诎信相感而利生焉；尺蠖之诎以求信也，龙蛇之蛰以存身也，精义入神以致用也。"

注：往、来：从某处到我处为来，从我处到另一处为往；相推：相互推移、推让、推背而行；相感：相互感应；利：好处；诎：同屈，屈服；信：伸，伸长；尺蠖：尺蛾的幼虫，生长在树上，行动时身体一屈一伸地前进。

此处日月和寒暑的往来，都以"相推"言之，另有深意。它说明阴阳的运行，随着时间的一维发展，只有前进，没有倒退，相推即是推背而行。所谓的一屈一伸，屈和伸都是相对而言，若是绝对的屈和伸，屈则后退一步，伸则前进一步，将永远是原地不动，则如何顺时间的进展而进展？这个问题我们不妨借助《推背图》的故事理解其阴阳进退之形象。

相传唐代贞观年中，司天监李淳风和袁天罡据《周易》预言国运，而作《推背图》。开始二人相背而坐，一人推天地形成以后的前事，一人推唐以后的中国大事。其第一象即以一红一白之环相连之象喻日月循环，周而复始的道理；最后一象为一人在前，一人在后，有往无来，推背而行，以喻顺时间的一唯进展，在日月往复自然周期中的前进运动。也就是说日和月的运动，都是向前而"有往无来"的；进和退，往和来，都是相对时间和地位上的差异。

《素问·气交变大论》谓："五运更治，上应天期，阴阳往来，寒暑相随，真邪相搏，内外分离，六经波荡，五气倾移，太过不及，专胜兼并……"

注：更始：重新开始，除旧布新；天期：上天规定的时期；相随：互相依存、跟随、伴随；相背：互相背叛、相反；相离：互相分离；真邪相搏：正和邪相迫击、相轻视、相鄙薄；波荡：动荡不稳定；倾移：正气不固；太过不及：太过指运气过盛有余，不及指运气衰而不足；专胜：专，指

单纯、独、集中在一个事上，胜，指胜利、超过；兼并：合并，并列。

《素问·六微旨大论》谓："岐伯曰：气之升降，天地之更用也，愿闻其用如何？帝曰：愿闻其用何如？岐伯曰：升已而降，降者谓天；降已而升，升者谓地。天气下降，气流于地；地气上升，气腾于天，故高下相召，升降相因，而变作矣。"

注：更用：改变、改换（天地升降的）作用；相召：相互召唤，相互招引；相因：相应；阳并于阴：合并在一起。

《素问·疟论》谓："阴阳上下交争，虚实互作，阴阳相移也。阳并于阴，则阴实而阳虚，阳明虚则寒栗鼓颔也；巨阳虚则腰背头项痛，三阳俱虚则阴气胜，阴气盛则骨寒而痛，寒生于内，故中外皆寒；阳盛则外热，阴虚则内热；外内皆热则喘而渴，故欲冷饮也。"

注：虚实互作：阴阳虚实盛衰相互更迭；阴阳相移：阴阳盛衰相互移换；巨阳：指太阳经。三阳：指太阳，阳明，少阳三阳经。

上述《周易》和《素问》前二段文字，说明了自然界或人体，阴阳二气和五行之气的运行，都是一来一往、一升一降、一上一下、一屈一伸的形式而进展的。后二段文字，说明了天阳地阴气机升降交互运动中，有此实则彼虚、盛衰变化、相互影响的规律。同时也指出了阴实而阳虚则恶寒，阳虚极则阴胜；阴盛则内外皆寒骨痛；阳气盛者热在表，阴虚者热在里的疟疾病机。

正常情况下，人体的脏腑和经脉之气，及其气血、经脉、营卫、津液等，皆各随其阴阳五行之类而循序运行。一旦某一方面有变，不能与其他方协调、平衡，即产生内外、表里、先后、进退、迟速等部位和时间上紊乱，出现太过与不及，专胜与兼并的不同，形成一些病理现象。

本来即存在寒和热病理基础的大阴旦汤证，无论外感和内伤都是中土之升降气机失序。有所紊乱的升降运动，一旦运行至引发寒或热的部位，使当升者不升，当降者不降，即失去维持生理的权势，发生相应的寒热证状。

由于阴阳气血等正气的运行，是一来一往，一伸一屈的形式而进展，人体不同阴阳属性的部位亦不会同一时间内得势和失势。在属阴的肺、肾收降闭藏之气化失势时间内，则发生当降不降，不胜阳而结积"鸱张"的寒证；在肝胆固密气化失势时间内，则发生当升不升，不胜阴而虚张"拂怒"的热证，从而形成寒、热证状交替显现，成为往来寒热的临床证状。

由于大阴旦汤证的病机主要是阴土脾之气化不足，肺肾收降闭藏不及，故其组方是在小旦汤方根中，加入人参建立中土，又加黄芩、柴胡两苦药以扶肾闭藏之用，与甘草、大枣两味肾甘体之味，合化肾气，扶阴土而助肺肾收降闭藏，使阴寒之污浊积聚得以排降而不生；肝胆阳火潜藏而不虚张则拂怒之热除，其升发宣畅之用亦得复常而愈。

附：《伤寒论阴阳图说·病传规律及任督说》
（节录）

在《伤寒论》的方剂中，桂枝汤即《汤液》之小阳旦汤，小建中汤（加黄芪）即《汤液》之大阳旦汤；黄芩汤加生姜，即《汤液》之小阴旦汤，小柴胡汤加芍药即《汤液》之大阴旦汤。

仲景是通过桂枝汤及小柴胡汤的特性来体现其五行之土的属性。以此推论，可知桂枝汤为阳土之剂，小柴胡汤为阴土之剂。

柴胡、桂枝二方，属阴阳土剂，还体现在它们都是治疗中风的主要方剂。《伤寒论》中，冠以中风且附有方药的条文共有 9 条，其中小柴胡汤证 4 条（96、101、144、231 条）、桂枝汤证 1 条（12 条），它如大青龙汤（38 条）、五苓散（74 条）、十枣汤（152 条）、甘草泻心汤（158 条）各一条，但均系兼有阳郁、水饮或误治之证，故以桂枝、柴胡二方为治中风之主方。

桂枝汤证条文，只冠以中风，而小柴胡汤证在第 96 条云：伤寒五六日，中风；在第 101 条云：伤寒中风。寒为阴邪易损阳，风为阳邪易伤阴，柴胡、桂枝阴阳有别之义已寓在其中。如结合第一章第三节"二"所述风的特性与定位属土的观点，则桂枝属阳土剂，小柴胡汤属阴土剂，与以上说法不谋而合。

《伤寒论》中，桂枝汤有群方之魁之称，以此方加减之方有 20 余首，可见其运用之广泛；小柴胡汤之加减法亦较多，而用途甚广，大有担任、总督阴阳之能，故此桂枝汤与小柴胡汤还应该与任、督二脉有关。

督脉起自会阴，上循脊柱而达于巅，下行至鼻柱，至龈交会于任脉，为阳气上升之脉。桂枝汤为升阳之方，与督脉同气。任脉亦起于会阴，沿腹上行至面，与督脉交会于承浆。柴胡汤为扶阴之方，与任脉同气，可见二方之证当与任督二脉之病有关。在治疗上，不但可用桂枝汤治督，柴胡汤治任，还可以根据"阴病治阳，阳病治阴"的原则，任脉病可用桂枝，督脉病可用柴胡。

任督二脉虽各主阴阳，然而阴阳必是一气贯通。气功家所谓之大小周天说深得阴阳之道，在医事上，当审而从之。调督任以治任督，升阳即可降阴，扶阴即是抑阳，于理不背。

《金匮要略方论·妇人妊娠病脉证并治第二十》开篇即云："师曰：妇人得平脉，阴脉小弱，其人渴，不能食，无寒热、名妊娠，桂枝汤主之。"妊娠为妇人胞宫之变，胞宫隶属冲任，而用桂枝汤，其以桂枝汤调任脉，其亦可见。

同书《妇人杂病脉证并治第二十二》开篇云："妇人中风七八日，续往来寒热，发作有时，经水适断，此为热入血室，其血必结，故使如疟状，发作有时，小柴胡汤主之。"此条文字，与《伤寒论》第 144 条，只一字之差，即"来"字为"得"字，文义完全相同，仲景用小柴胡治此病，义当同上。

近贤曹颖甫氏曾用桂枝汤治脑疽病（见《经方实验录》），其径近尺许，用小剂桂枝汤，一剂即减，数日而愈。头为诸阳之会，脑为髓海，皆与督脉有关，故效捷。

秦伯未老大夫《临证备要》载：用小柴胡汤去参加防风，治疗风火煽动所致之头摇证，可谓颇具经验，亦可为柴胡治督脉之佐证。

二、金木交互青龙白虎汤述义

（一）金木交互的天文气象学依据

1. 五行阴阳与观象授时

众所周知，阴阳学说和五行学说是两种不同的古代哲学思想体系，它们都是对世界万物的归类方法，阴阳重于天体的运行，以气的运行为主；五行重于地上的变化，以物质的运行为主。早在春秋战国时期就有了以邹衍为代表的哲学家倡导此说，为二者合流的萌芽，汉代这一思想已臻成熟，而且被运用到医学中来。

《素问·天元纪大论》谓："物生谓之化，物极谓之变，阴阳不测谓之神，神用无方谓之圣。"

"天地者，万物之上下也，左右者，阴阳之道路也，水火者，阴阳之征兆也，金木者，生成之终始也。"

上引二段经文是把五行运动变化过程中"阴阳不测"的中土，视为"神"，土居中央以灌四旁，为南火北水和东木西金的中点，即"神用无方"，土无法以四方分阴阳，只有以上为天，下为地核之，而此点又是上和下的分界，既可属天之阳，又可属地之阴。

把北水南火与金西木东分别看作两对阴阳，即东木南火属阳，西金北水属阴，两对阴阳通过中土的作用，互相消长和转化，是世界万物发展变化的根据和规律，它是阴阳五行合流学说的基本模式和内容，是医学经典的重要学术思想之一，它是古人"仰观天文，俯察地理"经验的总结，是天人合一思想的结晶。

观察天体的运动，二十八星宿是重要的参照物。在春分日昏时，落阳所在纬度上，可看到青龙七宿在东方，白虎七宿在西方，朱鸟七宿在南方，玄武七宿在北方，这是四象分属四方的根据。正是这四组恒星在与地球赤道对应的天体轨道上的有序运动，是地球围绕太阳公转一周（即一年）的期限，然后又终而复始，进入下一周期，形成年复一年的变化。在每一周期内，地球上有了春夏秋冬四季的变化，四象在南中天的位置，与四季时间的对应，形成了四象主四时的规律，即青龙属春，朱鸟属夏，白虎属秋，玄武属冬，成为与斗建系统（见后）并存的观象授时体系。

2. 地球的公转与自转

地球除了围绕太阳公转形成四时变化年周期的同时，还存在着以南北极与北极星连线为轴心自西而东的自转运动，此自转运动约以 24 小时为周期顺时方向而动。地球的自转产生了昼夜交替的变化，使太阳的光和热对地球的影响有所变化，即昼明亮而温度较高，夜黑暗而温度较低。由于其自转受磁场的影响，地轴始终指向北极，所以地球上任何地方的南北方向不会变动，而东西方向却时时处于变动不居的状态，即所谓"坐地日行八万里"，每过 6 个时辰（约 12 个小时）物体所在地球上的位置，移动 180 度，即原在的东方，成了当时所称的西方，原所称的西方成了东方，这就是地球自转所致的金木易位现象。

《灵枢·顺一日分为四时》谓："以一日分为四时，朝则为春，日中为夏，日入为秋，夜半为冬。"可见一日中的朝、日中、日入、夜半可以对应一年中春、夏、秋、冬。因此，日出的东方、早晨和日入的西方、黄昏分别与四季中的春和秋的气化特点有着类似之处，它们都是在事物发展过程中的阴阳交互现象，只是日周期时间短显像速，年周期时间长显像缓而已。

由东春（旦）到西秋（昏）是万物由生发到成熟的过程，如植物之春种到秋收。由生机旺盛的苗芽变成生机衰亡的枯萎，是生机由外显至极而趋内收的过程，其生机内收于新成的果仁之中，是繁衍下一代的生机所在。果实被收藏以备春种，开始下一生命周期。所以由西秋（昏）到东春（旦）是生机由收藏（衰亡）趋于生发的时期，不过此生机已属下一代生命所有，形成了万物螺旋式发展变化的模式。

地球围绕太阳的公转和在磁场引力影响下的自转规律，是形成四季交替、昼夜更迭的根本原因，是自然界气象变化规律的基础，其中地球自转所致的东西位置互易，是其中重要方面之一，必然会影响包括人类在内的一切生物的生息繁衍。

（二）春秋两季的阴阳五行归属及同类比象

1. 肝木的类比及脏象

由于四季中春天闭藏于冬的阳气得以宣发，草木萌生，春雷蛰动，欣欣向荣，生机勃勃，一片绿色景象，故春在阴阳五行合流学说中，以四时分阴阳，为阳气趋于升发阶段，故属阳，属木，其色青，其气温升疏散，其势发动速急。

人体五脏之肝，其气温升，性喜条达疏畅而恶抑郁，与春木同类故属之。其经名曰厥阴，为阴尽阳出之谓，正是冬闭藏之阳得以宣发的初始之象；肝在志为怒，是郁阳得宣，暴动而迅急，如雷之震动；气之动为风，风为天之寒热之气的流动所成，四时皆有，独以"肝主风"者，因肝为动之极之故。

此皆天气温升与肝对应之象，与五味中之辛能宣、能发、能散、能升之功用类似，故肝以辛为其用味。

方向出于地形之辨，我国之地形西高东低，西为高原，东多沼泽，江河东流河海，因而形成了东湿西燥的现象。人之五脏取之为象则是东木肝，西金燥。

五脏以藏为用，东木肝所藏为血，血水同源，皆为润泽防燥致柔之质，可制约其雷霆大怒、宣散过亢之害，这一自我调控机制是肝木维持正常气化发展的重要保证。五味之中，唯甘味可缓宣发升散过亢之害，故肝木以甘味为其化味。

肝藏血，即所谓卧则血归于肝。人多昼日劳作，夜间休息，故卧指夜而言，夜与昼相对而言为黑暗阴冷而为阴。

受尊阳卑阴思想的影响，古人观察天象以面南而立为准，而以左为东、木、肝，为青龙之所在，与现代解剖学肝居右之说相反。肝藏血为依地理而论，且在"夜卧"之阴时，故其左右方向当反作，即以右为东，为青龙之所在，却与现代解剖学肝之位置相符。古人以天气为主，地气为从为说，故以肝左肺右为主，肝右肺左之说隐而不彰。

肝所藏之神为魂，魂为随神往来者，其性飞扬善动，变幻不定，昼存在于目显而为光，夜舍于血而藏于肝，为阳之精，有洞察事物，振奋神气，使活动精明灵动的作用。因为肝具有这种使活动精明灵动，及如前所述的善动而急速的特性，有担任捍卫生理机能不受外侵内扰而统军的气质，故有"将军之官"之誉；也因肝所藏之血为主精神思维活动的灵魂之舍，可以对问题进行深思远虑，运筹帷幄以决胜千里，即所谓"谋虑出焉"（"肝者将军之官，谋虑出焉。"语出《素问·灵兰秘典论》）。

《素问·痿论》谓"肝主身之筋膜"，筋膜是连缀四肢百骸之物，有维持关节骨骼活动自如的作用，它富有弹性，可伸可缩，靠肝血的滋柔润泽才能成就，故为肝所主。肢体的曲直弛张活动由筋来完成，故又有"木曰曲直"之说。

上述肝木禀受地气所藏所主之物质，要靠五味中能收能敛之酸味功能以维持和濡养，故肝木以酸味之能收者为体味。

2. 肺金的类比及脏象

由于四季中的秋天，盛于长夏的暑热之气得以敛降，天气清肃凉爽，万物生机内收以至衰亡，植物枯萎黄白落叶，成熟结实而收割，一片萧条景象。至深秋之末，秋凉盛极毕露，天湿之气结霜而降，遍地霜白，故在阴阳五行学说中，为阳气内收而降，阴气渐升的阶段，属阴而气凉降；收割有戕伐之义，为金属之器用，金属质重下沉，亦合秋之肃降之义，故秋在五行属金。秋气盛极则霜降，故其色为白；阳气内收，生机衰微，景象萧条而不活跃，趋滞涩之静态。

此皆在天之凉降收敛之气，对秋金的作用所致，五味中唯酸味有敛收之性，故以酸味为肺金之用味。

秋收所得的果实，是生机内收的所在之处，它是新一代的物种，果仁中富有萌芽的生机，收获后被坚闭至来年之春，再次播种于土壤，发芽生苗，开始了下一代由生到成的生命周期。秋收是革新除旧过程的关键，五味中的辛金，既杀伐又有新生（升发）之机。其能散，对其被散者而言是革除和肃杀，对人体正气而言则是生发，故辛味为西金肺之化味。

我国西部地势高亢，水湿之气敛收于内，气候干燥刚烈，为长江、黄河两大水系之发源地，为水之上源，有主宰燥湿的作用，有"山泽通气"、"空中取水"之象。同时由于水的液、气、固的三态变化过程中，气液凝结为固体则散发热量，固体溶化为气液则吸收热量，故水湿之气对温度的变化亦有影响，因此可以说秋金之气可调整太阳所主宰的温度变化。

寒（水）、热（火）、燥（凉）、湿（温）四气为春夏秋冬四时季节气候的特点，与秋金之方位特点有极为密切的关联，可以辅佐主宰寒热的太阳，维持正常的节气变化，使万物的运动升降出入有序，推陈出新不断进展。

《素问·五脏生成论》谓："诸气皆属于肺。"此"诸气"可以四时之气统之，因四时之气已将升降出入、寒热温凉、表里内外、脏腑经络、阴阳五行等气囊括其中，此"皆属于肺"即是肺主一身之气之意。

气与血为一对阴阳，肺主气则可与主一身之血的心君有同等重要的作用。如人体的生命以呼吸和心跳为主要指征，主排出废气的呼和纳入新气的吸，与主外输血液和回流入心的血液循环，有同等重要的作用，故肺有资格作为心君之辅佐而代其行气，胜任所谓"相傅之官"的职位。

心君得肺之辅佐，则节气更迭有序，升降出入得以权衡，阳平阴秘，五行协调，脏气平和，气机调畅，运行节律不紊而治，故《素问·灵兰秘典论》称"肺者相傅之官，治节出焉"。

《灵枢·本神》谓："肺藏气，气舍魄。"《素问·六节脏象论》谓："肺者，气之本，魄之处也"。魄为"并精出入"者，为阴脏肾所主之精所生，藏于阴脏肺中，属阴，静守而不发，趋下而不扬，与金性之沉重收降相应，在精神活动中司感觉，加强动作的稳健和意志的坚定。

肺藏气，气无形而趋升，肺金体轻虚如羽在上，与心火并列而位在胸，水在上者因心火之热如气态之云，空虚清肃之肺，收而藏此在天水湿之气凝而为雨、为雪而降下至地。因五行之气皆就地气而言，西方金气收而重，多山石砂砾，水不可渗或流入江河，或汇聚而成咸水之湖，故西秋金之地气为燥。

盐为咸味之代表，本系岩石之类，西方青藏地高而多出岩盐，而我国的咸水湖主要分布亦在此地区。东部虽有大海，但固态的岩盐则不如西部多，应是西部凝收之气的作用，可显示西方地质特点而以咸味为肺金之体味。

秋金之气在天为湿，在地为燥。在天之湿得肺金之清肃，凝聚降下为水之上源，空虚清静始有收纳水气之用，故常欲推其陈而致其新。

《素问·阴阳应象大论篇》谓"肺在体为皮毛"、"肺在窍为鼻"，《难经·三十五难》谓"大肠者，传泻行道之府"、"大肠者，肺之府"。这就是我们常说的肺主皮毛，开窍于鼻，其腑大肠。此三处皆与外界相通，是肺除自身"通调水道，下归膀胱"之外的排废途径。

其中鼻的功能显而易见，呼气是排除废气，吸气是吸入新鲜空气；皮肤的毛孔是排出汗液之处，因毛孔细微难见，幽玄难解，汗似无缘而出，故又称鬼门，毛孔则谓之玄府。古代鬼字与魄字通，魄又为肺之所藏，故大肠下端之肛称魄门，从毛孔所出之汗则称为魄汗。至于大肠，则是承胃腐熟之水谷，再经小肠吸收其精微与水液后，将糟粕传送致肛而排出。此三种途径，是保证肺维持清空轻虚之体的重要功能。换言之，此诸排泄功能，是为其肃清降下之运动扫清障碍，得以实施的前提。其实这些排废功能虽在肺之官窍与府，但其气化状态却与西方肺金相背，止汗、宁息、涩便才是肺金气化之常，诸排废功用应归属于肝之宣发条畅，这是金木交互在生理上的体现。

这一问题很有澄清的必要，否则会造成认识上的混淆。如我们常说的外邪客表，肺气不宣所致的咳喘，实际上不是肺功能的弱化而是肝的宣发不利。肺中痰壅肠中便结所致气不肃降，则当别论，而应以肺失肃降为说。

《灵枢·邪客篇》谓："卫气者，其悍气之慓疾，而先行于四末分肉皮肤之间，而不休者也。"卫气是水谷之气中雄厚强悍的部分，其性流利，运动迅速，行于脉外，有温暖分肉，润泽皮肤，滋养腠理，司汗孔开合的作用。论之者多依"肺藏气"、"肺者，气之本"，结合"肺在体为皮毛"之说而归属于肺。但如此卫气之特性，符合肝木捍卫保护的特性，很难与肺之阴燥收降之特点相类比。卫行脉外而非皮毛，毛孔有内外气体交换的作用，宣发的趋势仍是肝气所主，故肺与卫气宣发的关系，也只能是相互制约的关系。

《素问·阴阳应象大论》谓："在脏为肺……在志为忧，

忧伤肺。"说明精神的意志消沉，顾虑重重，愁闷不乐，是肺金之气阴盛阳衰，生气收降过度的表现，即《素问·经脉别论》"病起于过用"学理的推衍。

就肝肺之脏象而言，东肝木色青，西肺金色白；肝气温升疏散而萌生，肺气凉降凝敛而肃杀；肝柔润可曲可直，是水湿之气态所致；肺坚刚，虽如咸盐之能软者，因西方之凝收而多呈固态；肝性速急条达宣发趋动有风之象，肺性凝滞结聚收重趋静象霜之形；肝藏血舍魂，魂灵动飞扬，肺藏气舍魄，魄镇静沉潜；肝志怒为将军，捍卫而出谋虑，肺志忧为相傅，理政而出治节。

上述从肝肺脏象可以看出，二者在气质、气势、质地、所藏及所主的情志、性能各个方面，都存在着显著互相对立制约的关系，它们正是在这种互相矛盾的变化中，共同完成人体生命的开始到终结的过程，这个过程实际上即交互金木的过程，一旦这种相互制约的关系失衡即为病态。

（三）交互金木与青龙白虎剂的组方意义

1. 交互金木的法则

在天文气象学中，金木互位是地球自转形成的昼夜交替，可以设想，若没有地球的自转，地球赤道纬度上将会发生以半年为周期的昼夜交替，那种半年昼日半年黑夜的情况，将对世界的生态环境造成何种不可想象的惨烈变化。

在人体中，如果肝肺关系失调，就将阴阳偏离，升降出入失序，气机紊乱，病证百出。《素问·六微旨大论》谓：

"亢则害，承乃制，制则生化，外列盛衰，害则败乱，生化大病"，"出入废则神机化灭，升降息则气立孤危。故非出入则无以生长壮老已，非升降则无以生长化收藏，是以升降出入，无器不有。"

以肝肺的脏象特点，审察病机之所在，采用相应的治疗法则，合理配备药物，使肝肺关系协调，消除金木痞隔，达到金木交互，形成恢复生命活动正常秩序的法则，即是交互金木的法则。

必须明确提出的是，在阴阳五行合流学说中，金木这一对阴阳的交互运动，是在中土的作用下才能完成的，离开中土的作用，则一切无从谈起。此中土在天文气象学中，地球自转是以南北极连线为轴心，轴心指向北极星的运转，此轴心即是中土。就人体而言，则中土脾是此肝肺交互运动的中心，它既不属阴又不属阳，是维护交互运动正常的关节点和平衡点，即所谓的"神机"所在地。

因此，一旦金木交互发生障碍而患病时，应采取交互金木的方法调整，调整的最终结果就是建立中土，恢复其"神机"的功能，故《辅行诀》虚劳五补方之组方谓之"此皆建中意"，称外感天行方为"乃神明之剂也"，张仲景在治疗过程中亦以保胃气为要领，可见经方对中土脾胃的重视程度。

《内经·六节脏象论》谓："天食人以五气，地食人以五味。"笔者认为外感天行，为人体正气不能适应天体运行变化所致，以天气之寒热燥湿风（或升降出入平）为辨，其组方当亦以药物的五气取舍为主要标准；内伤之病为地气所致之病，以地之五味甘咸苦辛酸为主要取舍标准，即五脏虚实补泻诸方按味用药组方，外感天行六方以寒热燥湿风（或升降出入平）用药组方，二旦四神方的组方应当是按四时气化的特点而选药。尽管有"有是气必有是味"之说，但总不会气味完全同步符合，审察和制方时，仍以常存此念于心才好。

2. 小青龙汤方

小青龙汤：治天行发热，恶寒，汗不出而喘，身疼痛，脉紧者方：

麻黄三两　杏仁半升，熬，打　桂枝二两　甘草一两半，炙

上方四味，以水七升，先煮麻黄，减二升，掠去上沫，次纳诸药，煮取三升，去滓，温服八合。必令汗出彻身，不然，恐邪不尽散也。

《伤寒论》之麻黄汤，即《辅行诀》小青龙汤减甘草半两，主治条文见于第35、36、37、46、51、52、55条，仅将第35条录出：

太阳病，头痛发热，身痛腰痛，骨节疼痛，恶风无汗而喘者，麻黄汤主之。

麻黄三两，去节　桂枝二两，去皮　甘草一两，炙　杏仁七十个，去皮尖

上四味，以水九升，先煮麻黄，减二升，去上沫，纳诸药，煮取二升半，去滓，温服八合，复取微似汗，不需啜粥，余如桂枝法养息。

方中杏仁的用量半升，笔者现实际考察，六合按120毫升，装入山杏仁，去皮尖者称之，杏仁约为92克，用量恐有过大之嫌。鉴于此方即《伤寒论》中之麻黄汤，其中杏仁用量为70个，现实称之重约22克，以每7.5克折《伤寒论》之一两计，则杏仁用量约为3两，符合常规用量，可从之。

从主治文中脉紧可知，此证为感受阴寒之邪，身疼痛为阴寒之邪客于肌表。然《伤寒论》条文中又有"身痛腰痛，骨节疼痛"证，腰为肾之府，骨为肾所主，寒为阴邪，性收引，是邪非但在太阳膀胱之表，已涉肾府肾体，但里证尚不深重，可随解表之势而外出。

应当说明，此证之发热与前述阳旦证发热由于阳气虚张之病机有所不同。阳旦与阴旦是一对阴阳，但与金木这对阴阳不属同一层次，彼为以春夏为阳，秋冬为阴，以天地寒热升降而论者；此则为以地之东木湿温，西金燥凉而论，因温与凉在温度上等同，故重在燥湿。

青龙证病在春东肝，其气湿柔，湿性滞迟，易为寒邪凝结为水，致使本即虚弱之阳郁而发热无汗。由此小青龙汤证发展加重所成之大青龙汤证，即《伤寒论》之小青龙汤证，主治条文中均明言"表不解，心下有水气"，可知水湿在青龙汤证病机中的作用，这也是阳旦热而有汗，和青龙证热而无汗病机的不同之处。

风寒之邪在表，汗孔闭塞不畅，寒邪外束，阳郁而发热，肺气壅塞不下而喘，其证为肺及其窍不得肝之温煦宣散，恶寒亦是捍卫正气以御外邪之力不足之象，故治法当助肝之温散、宣畅阳气、疏散阴寒之邪及郁热，恢复中土升降出入的枢转功能，此助肝治肺之法，可谓属交互金木法。

麻黄：《本经》谓："味苦，温，主中风伤寒，头痛，温疟，发表出汗，去邪热气，止咳逆上气，阴寒，除寒热，破症瘕积聚，一名龙沙。"

《别录》谓："微温无毒，五脏邪气，缓急风胁痛，字乳余疾，止好睡，通腠理，疏伤寒头痛，解肌，泄邪恶气，消赤黑斑毒，不可多服，令人虚，一名卑相，一名卑盐。"

方中麻黄中空有节，为草类药而质地轻扬，色青为肝木之色，其苗生于春，所禀为春木之气，药用部分为茎，采收于秋，8～10月其茎仍为青色，之后则由青绿变黄绿，再变苍黄，存放2～3年者，色变为晦暗，发汗之力缓而醇和，与枳壳、陈皮、半夏、狼毒、吴茱萸合称六陈药。陈久者煮之可有沫，此沫当是其表皮由青变苍黄过程中，表皮蜡样物质（可能是阻止宣发的物质），被析出而含于沫中，去之不致使阳气被郁而汗道通畅，则不令人烦。

　　至深秋霜降节采者，其茎髓可见红色之玫瑰心，有此特征者往往被认为是优质麻黄。因麻黄种植之地，有冬不积雪之说，其物阳气之富可知，但随着季节的更替，阳气至夏外显最盛，至秋而渐内收，致秋末之霜降，阳气已内收到茎髓而呈红色，此玫瑰心之处，正是阳气收藏之所，煎之则汤呈红色。此当是麻黄助阳气以散寒邪力量之所在。其煎药法中常令去节，去节则有利于内收藏于茎髓阳气的煎出而发汗力强。

　　龙为古代传说中的一种神奇动物，它是阳气的征象，性多变化，可腾云驾雾，呼风唤雨。有春分则升腾在天，见首不见尾之说，即所谓二月二龙抬头之天象，实际上是初春青龙七宿的头部升起在天，尾部还没露出地平的现象；并有秋分潜入深渊而不可见之说，是阳气秋天开始潜藏的征象。

　　麻黄，李时珍引元代医僧继洪云："中牟（中牟县在河南中部，开封之与郑州之间）有麻黄之地，冬不积雪，为泄内阳也，性热，能发汗解肌。"且其性内可达于脏腑经络，筋骨百骸，外可达于腠理皮毛，体表官窍，温通阳气，宣散诸邪，如《疏证》所言"麻黄非特治表也，凡里病可从表分消者，皆用之"，"麻黄下能通肾气，上能发心液为汗，及除肺家咳逆上气"，可与龙之飞腾在天相比。其久煎（40 分钟以上）则无发汗作用，却有利尿作用，如龙之潜藏在渊，掌管水事的性能。麻黄能升能降，如龙之升天在渊，故青龙汤以麻黄作为宣发之主药，为方中之君。

然而《本经》中谓麻黄味"苦温"，而不言味辛，似与其宣散之性不符。笔者认为，苦温二字是概其味和其气而言，苦为火之体味，其气为热；温为春之气化，其用味为辛。二字联用，可以为互文见义的句式视之，尽管《本经》时代体用学说尚不成熟，亦不妨以陶氏体用理念识其理致所在，即其性为辛温和苦热。

药之性味，应该是有其气必有其味，有其味必有其气。在五行中，木生火，在季节上，由春到夏是一个前后渐变的关系，麻黄的气味界于二者之间，即重于春而轻于夏者，在《别录》中则为微温而不言味，以气味相随论之亦当为味辛。是否如此，有待进一步研究。

笔者认为麻黄之温，胜过春而逊于夏，用于春温升不抵秋凉收所至之郁热证，则其正好可调平金盛木衰之气化状态，使肝肺得以调和而病愈。

桂枝：《本经》谓"牡桂，味辛，温，主上气咳逆，结气，喉痹，吐吸，利关节，补中益气，久服通神明，轻身不老"，"菌桂，味辛，温，主百病，养精神，和颜色，为诸药先聘通使，久服轻身不老，面生光华，媚好常如童子"。

《别录》谓"牡桂，温，无毒，主心痛胁风胁痛，温经通脉，止烦，出汗"，"菌桂，生交趾（我国古代地名，在今之广东及越南北部）桂林山谷岩崖间，无骨，正圆如竹子，立秋采"。

牡桂即桂枝，菌桂即肉桂，至《唐本草》始与牡桂分论。

经方中之桂，当是牡菌混用者，而且又有桂心之名。当代对此药之名实之辨，仍是论争不休，莫衷一是。笔者倾向于当代桂枝与肉桂的分类使用习惯，基本符合经方用药传统，刻意追求经方桂类药的名实，倒不如在临床实践中多费些精力价值更高些，欲知其情，可参拙著《辅行诀药性探真》。

该药治疗范围广泛而"主百病"，"为诸药之先聘通使"，其宣散可治"结气喉痹"，"温筋通脉"，"出汗"，并"主气上咳逆"，"吐吸"，有"补中益气"的作用。《辅行诀》将桂枝列为木中木药，为补肝剂之君。可见此药本身即有助升发宣散和降下逆气的双重作用，同时还具备建中土以利木金转枢，以达正常运转秩序的功效，协助麻黄以交互金木，故为方中之佐臣。

杏仁：《本经》谓："杏核仁，味甘，温，主咳逆上气，雷鸣喉痹，下气，产乳，金创，寒心，贲豚，惊痫。"

《别录》谓："甘，冷利，有毒，主心下烦热，风气去来，时行头痛，解肌，消心下急，杀狗毒。"

杏仁为《内经》五果中心果之仁，仁为果木生机贮藏之处，是肝木生发之气的根基。心主脉而肝藏血，血在脉中流动，卧则归藏于肝。杏果味酸，有收血入脉之力，其中有脉络，则有使血液流动循管而动之用，可助肝藏血而流通不滞，仁为其精华所结，当亦有如此性能。

《本经》谓杏核仁"味甘，温，主咳气上逆"，能"下气"，治"贲豚"；《别录》谓其"苦，冷利"，可见杏仁之性，有制约肝藏血之过度之用。其冷利下气，可防肝之温升上趋之势过亢为害，则有利肺气行其清肃下行以止诸上逆之气，有助金制木、监督麻黄发散过度生弊的作用，故杏仁在此方中为佐监之臣。

甘草：《本经》谓"味甘，平主五脏六腑寒热邪气，坚筋骨，长股肉，倍力，金疮肿，解毒，久服轻身延年"。

《别录》谓："无毒，温中下气，烦满短气，伤脏咳嗽，止渴，通经脉，利血气，解百药毒，为九土之精，安和七十二种石，一千二百种草。"

甘草具中土中和之气，有坤土厚载之德，可升可降，可上可下，走外走内，治寒治热，能补能泻，曲尽中土之王道。它的这些双向作用，足可以协调金木痞隔，达成相互呼应，统一循行节律，并成为共同进步的合力中心和生命活动的动力。生甘草用于泻火解毒，缓和药性，炙甘草为不加佐料干炒焦者，用于补中益气，温胃和中，健脾调心。

甘草与方中麻黄同用，即《金匮》治里水之甘草麻黄汤，《外台》和《肘后》中用来治疗"卒上气，喘急欲死者"。

甘草与方中桂枝同用，即《伤寒论》之桂枝甘草汤，为和营、通阳、利水、下气、行瘀、补中之品。"治发汗过多，其人叉手自冒心，心下悸，欲得按者"。

由此而论，甘草在此方中起到了调和诸药，引导和帮助相互痞隔的金木双方，走向交互和谐的轨道，故可称为方中的使佐。

3. 大青龙汤方

大青龙汤：治天行病，表不解，心下有水气，干呕，发热而喘咳不已者方。

麻黄去节　细辛　芍药　甘草炙　桂枝各三两　五味子半升

半夏_{半升}　干姜_{三两}

上八味，以水一斗，先煮麻黄，减二升，掠去上沫。内诸药，煮取三升，去滓，温服一升，日三服。

《伤寒论》之小青龙汤，即《辅行诀》之大青龙汤，见于第40、41条。

第40条：伤寒表不解，心下有水气，干呕，发热而咳，或渴，或利，或噎，或小便不利，少腹满，或喘者，小青龙汤主之。

麻黄_{去节}　芍药　细辛　干姜　甘草_炙　桂枝_{各三两，去皮}

五味子_{半升}　半夏_{半升，洗}

上八味，以水一斗，先煮麻黄减二升，去上沫。纳诸药，煮取三升，去滓，温服一升，若渴，去半夏，加栝蒌根三两；若微利，去麻黄，加荛花，如一鸡子，熬令赤色；若噎者，去麻黄，加附子一枚（炮）；若小便不利，少腹满者，去麻黄，加茯苓四两；若喘，去麻黄，加杏仁半升，去皮尖；且荛花不治利，麻黄治喘，今此语反之，疑非仲景意。

第41条：伤寒，心下有水气，咳而微喘，发热不渴，服汤已，渴者，此寒去欲解也，小青龙汤主之。

方中五味子、半夏各半升，实测此二药半升均为35克。（以每升折今之200毫升计），据此原文五味子和半夏均应为4.7两，用水2000毫升。若以此量，常因五味子量大导致呕吐，故依《敦煌古医籍考释·本草经集注·甲本》陶弘景之说："凡方云半夏一升者，洗尽，秤五两为正。云某子一升者，其子各有虚实轻重，不可通以秤准，皆取平升为正。"鉴于五味子和半夏比重略同，故本方中五味子和半夏半升均取二两半，折今之18.75克。

小青龙汤证表证不解，又见气机上逆之干呕和喘，这是心下有水气所致。心下指胸脘部而言，有水气是素有痰饮或小青龙汤证寒邪内郁，气不宣化而为水液所致。此心下水气被外感寒邪冲动，在肺则喘，在胃则呕。水饮不化则津液不布而口渴，上冲于咽喉则堵塞不下为噎，下达于肠则泄利，水结膀胱则小便不利而少腹满。治之则宜用小青龙汤以解表，而用能兼治中焦之品；调其肝肺气化之不和以利导水气使其消散，则诸证自除。

半夏：《本经》谓："味辛，平，主伤寒寒热，心下坚，下气，喉咽肿痛，头眩，胸胀，咳逆，肠鸣，止汗。"

《别录》谓："生微寒，熟温，有毒，消心腹胸膈痰热结满，咳嗽上气，心下急痛坚痞，时气呕逆，消痈肿，坠胎，疗痿黄，悦泽面目，生令人吐，熟令人下，用之汤洗，令滑尽。"

《辅行诀》半夏的五行五味互含属性为火中木，又为火中火。

此证之病机为表不解而内有水气，故仍用小青龙汤解其外，但原方中杏仁虽亦可下气止咳逆，主心下急和烦热，但不如能消心腹胸膈、心下坚痞水饮之气，又能止呕逆之半夏更为有力。其主心下坚，心下急痛坚痞，治结满，足证其具咸软之性，为肺金之体味，对水饮宿疾更宜，故以半夏代方中之杏仁。其咸可除水气之坚痞结满，水去则郁热易除；辛可助麻、桂解寒伤于表，可为方中之佐臣。

五味子：《本经》谓："味酸，温，主逆气，咳逆上气，劳伤羸瘦，补不足，强阴，益男子精，养五脏。"

《别录》谓："无毒，除热，生阴中肌。"

《辅行诀》五味子的五行五味互含属性为金中土，又为金中火。

五味子五味俱全，以酸为胜，可助肺降下逆气之用，为金中土药，又具调和肝肺的作用，其味酸助肺用，同时也可助肝体。

厥阴经脉循阴器而络于肝，在男子则因肝主筋而阴器名为宗筋，在女子阴器则可称阴中。张隐庵谓"女子不足于血，男子不足于精"，男子精不足则宗筋不强，可用五味子强阴益精；女子精血不足则阴中肌萎，可用五味子生阴中肌。此精此血皆为肝之体，五味子兼具助肝体肺用之功，乃具协调肝肺气化之能。其有中土之性，更可调和肝肺之隔拒，用于肝肺失调不交之证，可谓之恰得其当，又可监麻、桂、姜、半夏宣散太过生弊，为方中佐监之臣。

细辛：《本经》谓："味辛，温，主咳逆头痛，脑动，百节拘挛，内湿痹痛，死肌，久服明目，利九窍，轻身长年，一名小辛。"

《别录》谓："无毒，温中下气，破痰，利水道，开胸中，除喉痹，齆鼻，风痫巅疾，下乳结，汗不出，血不行，安五脏，益肝胆，通精气。"

《辅行诀》中细辛五行五味互含属性为木中金。

细辛所主诸病中，破痰，利水道，内湿痹痛，头痛，汗不出，下乳，开九窍，通精气，治血不行及其府大肠，胸中之病等，皆是其味辛宣散之效；主拘挛，风病癫疾，脑动等是其可熄风通络；有助麻，桂，解表寒，助姜，夏，芍温化水湿，利尿去水气之功，故为方中之佐臣。

干姜：《本经》谓："味辛，温，主胸满，咳逆上气，温中止血，出汗，逐风湿痹，肠澼，下痢，生者尤良。久服去臭气，通神明。"

《别录》谓："干姜，大热，无毒，主寒冷腹痛，中恶，霍乱胀满，风邪诸毒，皮肤间结气，止唾血。生姜味辛微温，主伤寒头痛，鼻塞，咳逆上气，止呕吐。"

《辅行诀》干姜五行五味互含属性为木中水，生姜为木中火。

生姜除伤寒表不解，无汗，可助麻、桂解表之力，止呕效良；咳逆上气有痰饮者，及内湿泄利，上吐下泻，腹痛，胀满者以干姜为宜，干姜可助半夏除内在水湿之气，姜为方中佐使之品。在《辅行诀》诸补泻方中，补方用干姜，泻方用生姜。

芍药：《本经》谓："味苦，平，主邪气腹痛，除血痹，破坚积，寒热，疝瘕，利小便，益气。"

《别录》谓："酸，微寒，有小毒，通顺血脉，缓中，散恶血，逐贼血，去水气，利膀胱大小肠，消痈肿，时行寒热，中寒，腹痛，腰痛。"

《唐本草》文后有一段文字："今出白山、蒋山、茅山最好，白而长大，余处亦有而多赤，赤者小利。俗方以止痛，乃不减当归。道家亦服食之，又煮石用之。"当是陶氏注文。

《辅行诀》中芍药五行五味互含属性为金中木。

从《别录》后注文可知，在梁代芍药已有赤白之分，赤者止痛不减当归之说，后世则多以白补赤泻，白收赤散论之。笔者临床体会，白者止痛效亦佳，常以白芍偏于理气敛阳，赤芍偏于活血祛瘀选用。

白芍味酸可敛收肝宣散过极而升浮之阳火，即可佐监麻桂过用之弊；酸为肺之用味，可助肺气肃降下气；肺气凉，为水之上源，肺因肝宣发不利，而在上之湿气收凝为水，即此证中之"内有水气"，逆上之气得以下降，则水亦复其润下之常而下归膀胱，从小便而出。

《内经》谓"诸痛痒疮皆属于心","心主血脉",为"神明之府"。痛觉为人之本能，血液循脉运行通顺，则气血营卫津液通利，而"不通"之痛可解；人体之脏腑组织，四肢百骸血运丰富而得其荣养，则"不荣"之痛不生。此皆心之体用交互运动所生之正常气化，即所谓"心苦缓，急食酸以收之"，芍药味酸，可助心之气化，故可通治血脉瘀阻和不荣，通顺血脉而荣养之，则无痛可生。

另一方面，《内经》谓"肝藏血"，"肝藏魂"，"肺主气"，"肺藏魄"，它们都是心主"神明"之灵的具体特性。肝性升发宣扬，魂主知觉的敏感灵动；肺性收降清肃，魄主知觉的沉重镇定。芍药可助肝血内藏，助肺气下收归元，协调肝肺气血魂魄的相互关系，使"神"明而得安则诸痛自止。

此大青龙汤方证中，虽无痛证，但芍药可调和肝肺气血格拒，主时行寒热，去水气，利小便，为方中所需，故为方中之佐使。

桂枝：其性能在小青龙汤下已述之，此大方方证已具心下有水气之机，虽桂枝亦有温化水气利小便之功，但已有半夏之主坚痞水气宿疾而又止呕为佐臣，故由小方中之佐臣迁降为佐使之品。

甘草：其性能亦在前小方下述及，在此方中仍为佐使之品。

《伤寒论》第40条下，有此方加减例五条，其后有"且荛花不治利，麻黄治喘，今此语反之，疑非仲景意"，共20个字，当是宋代整订者已怀疑非《伤寒论》原文。笔者还认为该五条加减例中，有四条是去麻黄加某某药者。青龙方中去君药麻黄，恐不堪称为青龙剂，故暂置疑不释。

4. 小白虎汤方

小白虎汤：治天行热病，大汗出不止，口舌干燥，饮水数升不已，脉洪大者方。

石膏如鸡子大，绵裹，打　知母六两　甘草二两，炙　粳米六合

上四味，先以水一斗，熬粳米，熟讫，去米，内诸药，煮取六升，温服二升，日三服。

此方在《伤寒论》中称为白虎汤，见于176条、219条和350条。

176条：伤寒脉浮滑，此以表有热，里有寒，白虎汤主之。

知母六两　石膏一斤，碎，绵裹　甘草二两，炙　粳米六合

上四味，以水一斗，煮米熟，汤成，去滓，温服一升，日三服。

219条：三阳合病，腹满身重，难以转侧，口不仁，面垢，谵语遗尿，发汗则谵语，下之则额上生汗，手足逆冷，若自汗出者，白虎汤主之。

方药及煎服法同上。

350条：伤寒，脉滑而厥者，里有热，白虎汤主之。

方药及煎服法同上。

另有26条、170条、168条、222条为白虎加参汤证，今将与白虎汤证相关之168和170条录出：

168条：伤寒若吐若下后，七八日不解，热结在里，表里俱热，时时恶风，大渴，舌上干燥而烦，欲饮水数升者，白虎加人参汤主之。

知母六两　石膏一斤，碎　甘草二两，炙　人参二两　粳米六合

上五味，以水一斗，煮米熟，汤成去滓，温服一升，日

三服。此方立夏后，立秋前，乃可服，正月、二月、三月天尚寒冷，亦不可与服之。与之则呕利而腹痛。诸亡血虚家亦不可与，得之则腹痛利者，但可温之，当愈。

170条：伤寒脉浮，发热无汗，其表不解，不可与白虎汤。渴欲饮水，无表证者，白虎加人参汤主之。

第176条中"里有寒"三字，历代医家有所争议，林亿等在整订宋本《伤寒论》时曾作注提出异议，认为当是"里有热"三字，《医宗金鉴》则直接改正，当从。

据说，曾有人在数年前发现有资料称，北京某医生在市场购得一古称药量器，并云：此称药量器与煎药容器（1升＝200毫升）的容积不同，约为煎药容器的一半，即每升为现在的100毫升，该称药量器呈笔筒形，惜记载该量器的资料已失存。

如此情况属实，则方中粳米用量约为66克，以每7.5克为一两计，折约8.3两，现实验证明，此用量与所用水大致相适应。前青龙汤中杏仁用量也依粳米方式计算，用量同样与所用水大致相适应。

在《敦煌古医籍考释·本草经集注·甲本》中陶弘景说："凡散药有云刀圭者，十分方寸匕之一，准如梧子大也。方寸匕者，作匕正方一寸，抄散取不落为度。钱五匕者，今五铢钱边五字者以抄之，亦令不落为度。一撮者，四刀圭也。十撮为一勺，十勺为一合。以药升分之者，谓药有虚实轻重，不得用斤两，则以升平之。药升合方寸作，上径一寸，下径六分，深八分。内散勿按抑，正尔微动令平调耳。"

根据升的容量计算有些药物有用量过大之嫌，结合前述秤药量器的发现以及陶弘景在上述文献中两次提到"药升"之名，并指出了药升的制作规格，可以认定陶弘景时期流行着药用升和常用升两种称量工具。煎药用水为常用升所量，药物为药升所量。

方中石膏用如鸡子大，现经实考，约为 42 克，有资料认为约 45 克，可掌握在二者之间，约折《伤寒论》6～7两。此方即《伤寒论》中之白虎汤，而《伤寒论》白虎汤和白虎加参汤中石膏用量为一斤，用量有偏大之嫌。方中粳米用量为六合，折今之 120 毫升，现实测可容粳米约 132 克，折合古称约 17.6 两，用量似亦偏大，但《伤寒论》白虎汤中所用亦为六合，故药升的存在是符合临床实际的。

此证之脉洪大，是邪热亢盛，气盛血涌，轻取时如波涛汹涌，来盛去衰，沉取反而略微衰弱，且脉来满指，此为内有大热而肝之宣散功用过强，阴液随之外泄而大汗不止，火热耗津，汗出液少，而口舌干燥，故欲大量饮水以自救。此热、汗、渴、饮及脉洪大之“四大”证，以肝木宣散生火之过度，肺金收降肃清之气不能和之为主要病机。肺金之凉降可祛其热，而息其气血之沸腾以宁其脉；收其汗则可存心液而止其燥渴，故为金木不交之证。治法当助肺之收降清肃以制约肝之宣散过亢，即为交互金木法。

《伤寒论》白虎汤的主治条文，系三阴三阳辨证体系的产物，《辅行诀》六神方是五脏六合辨证体系，辨证体系的不同，对同一方剂主治证状的描述有别。《辅行诀》交互金木的法则，与《伤寒论》白虎汤的主治条文，是否有所冲突呢？

前所引《伤寒论》168 条方后注，将此方的适应季节限定在夏季，尽管有些注家对此是否系原文所有颇有微词，但从其内容来看既是经验之谈，也不乏脏气法时和外感发病的理论基础，与《辅行诀》之义旨相通，可谓之殊途同归。但是笔者认为，只要见是证即可用是方，符合病理病机即可，应避免胶柱鼓瑟，不必拘于时日之限。

白虎加人参汤，即白虎汤中加人参而成，其主证为白虎汤发展而来，为白虎汤证实热灼伤津液，及汗多伤气损阴的夹虚证，其病邪均为暑火，而正虚程度有轻重之别，故可以认为白虎汤证为夏暑之病。

夏暑之气，火性炎上的性能得以充分的表现，是肝木生火而宣发功能致极的状态，故见脉之洪大；同时水液因火热的作用被蒸腾而气化为湿，故暑季又多兼湿而脉见滑象；暑季天地相交而大雨沛行，人之有汗，如天之有雨，故白虎证有热蒸心液外出之势，而见脉浮而滑及大汗出；热灼津液，又汗出过多，则口干欲饮，甚至大渴引饮。

湿为脾土所恶，湿盛则脾难健运而滞中，故腹满而身重，难以转侧；脾不健运则胃纳消磨水谷不佳，积滞不下而为胃家实；胃实不降则浊气上逆，其经脉循行路线涵盖了整个面部，故《素问》谓"五七阳明衰，面始焦，发始坠"，由于经脉所过，主治所及，故见面如蒙尘，洗之不去的"面垢"以及其窍口中无味，或知觉不灵的"不仁"证状；心主火，脾主湿，土火本属一家（详说见后），心脾被湿热所扰则神志欠清而遗尿，言语无伦而为谵语；白虎汤证邪热在气而非表，误用汗法，徒增损阴增热之弊而加重谵语；此证亦非大便燥结之实甚者，误用下法，则仍难解中上焦之湿热，故仍见额上汗出。

心包为心之外围，代心受邪以行其气，所络之经脉为手厥阴，与足厥阴肝脉相连接。《伤寒论》之厥阴病，为手足厥阴之病，其病机为阴阳不能续接。今其手经受邪与足经之交接运行受阻或亦受其热邪，可见里热脉滑之热深厥深。

综上所述，《伤寒论》白虎汤证是夏及长夏暑热太过之病，其病因为少阳胆与厥阴心包之火挟湿为邪，治之则应当凉降肃清收重之白虎汤以助秋收之气，凝湿为水，复其润下之性而排利下渗，清凉收敛炎上无度之火以消其暑热。由于少阳厥阴属肝木，秋凉属肺金，故此法亦可称之为交互金木之法，与《辅行诀》之治法异途同归。

附：《伤寒论》219 条三阳合病分析

从上述对《伤寒论》白虎汤证的分析，夏暑湿热之邪侵入中上二焦是白虎汤证的主要因素，然而 219 条已明言此证为三阳合病，即太阳、阳明、少阳同时发病，似与此说不合。我们不妨对此问题探讨如下：

首先我们了解一下《伤寒论》病传周期规律的学说。该学说是外感之邪侵入人体后，有一定的发展变化的周期性规律，每一个病理变化时位为一"日"，七日为一周期。其顺序是：一日太阳病，二日阳明病，三日少阳病，四日太阴病，五日少阴病，六日厥阴病，七日回复致太阳病，开始了下一周期的传变过程。其少阳病和厥阴病，分别是三阳病中太阳与阳明病，及三阴与三阳病的转折点。其中有先三阳，后三阴，再传入下一周期的规律。

《素问·阴阳离合论》："是故三阳之离合也，太阳为开，阳明为阖，少阳为枢；三阴之离合也，太阴之开，厥阴为阖，少阴为枢。"

本条冠以"三阳合病"三阳病应同时存在，不存在先后传变与被传的问题，然而条中证状多为阳明胃土的证状而不见恶风寒等太阳病证，同时在条文中亦无如口苦咽干、寒热往来，两胁苦满，等少阳病主要症状。

但 170 条已明确了"伤寒脉浮，发热无汗，且无表证者，不可与白虎汤"的禁忌，则此条之三阳合病虽未列出太阳少阳病证，亦有为省略而言的笔法，而实有太阳少阳证的可能。

之所以多为阳明证状而不见太阳病证状，或是因为太阳与阳明系表里相对而言，太阳证在外而轻微，阳明证在里而深重，有重则轻不显之故。

少阳之位在太阳之里，阳明之外，为半表半里之地，此特性决定的了它证状可外传致太阳而趋表得出，也可内传到阳明而入里。换言之，则少阳证是一半在太阳之表，一半在阳明之里，本身即是只有其名，不具其实的时位。

在此条文中，无太阳病证，且已成阳明里证，即便有其证也已容于阳明证之中了。设白虎汤证病势趋势外向表，则有可能会出现少阳证。白虎汤证进一步发展，将出现少阳病再传入阴病之表太阴病，即所谓的实则阳明，虚则太阴，属脏腑经脉相传的模式。

但是少阳和厥阴系于脏腑学说中的胆与肝，肝为藏，胆为腑，五行均属木，在三阳合病证状的形成方面起着重要作用，从而形成了此证虽称为三阳合病，而不见太阳和少阳病证之实的情况。

5. 小白虎汤药物配伍

石膏，《本经》谓其"味辛，微寒，主治中风寒热，心下逆气，惊喘，口干舌焦不能息，腹中坚痛，除邪鬼，产乳，金疮"。

《别录》谓其"味甘，大寒，无毒，主除时气头痛，身热，三焦大热，皮肤热，肠胃中膈热，解肌，发汗，止消渴，烦逆，腹胀，暴气喘息，咽热，亦可作浴汤"。

《辅行诀》此药之五行五味互含属性为土中金。

此药为二旦四神方中唯一的金石之品，质沉重而气收降自不待言，世人做豆腐家，每用此物使豆浆凝为固态之豆腐，可知其富有收敛凉降之气。根据治天行病当以药气为主的法则，其色白而具寒凉收重降敛之气，正是助益肺金清肃凉降之佳品。其味有甘、辛之说，辛可疏腠理，甘可缓病势，和诸药以建中土，故为方中之君药。

知母：《本经》谓："味苦寒，主消渴热中，除邪气，肢体浮肿，下水，补不足，益气。"

《别录》谓："无毒，主治伤寒久疟烦热，胁下邪气，膈中恶，及风汗内疸，多服令人泄。"

《本经疏证》引陶隐居云："知母形似菖蒲，根白色，叶至难死，掘出随生，须枯燥乃已，则其具金之色，秉至阴之性，与土极相浃者，惟其具金质而与土浃，故阴气有余，遂能生水，此其入肺肾胃二脏一腑为不可易也。"

笔者认为，植物之有叶，如人之有肺，乃主呼吸代谢气体者，知母之叶难以枯死，是有吸收空中水湿之气以自养的能力，即金能凉凝水气而为水液，为水之上源可以除热燥；隐居谓知母金质而与土浃，浃者相融洽之意，阳明手经大肠与足经胃土均为燥金之经，太阴手经肺与足经脾土均为太阴之经，可见属金之脏腑经气与属土之脏腑经气可以相互融洽。

肺金与中土本系子母关系，金与土相融正合知母之情，知母之所以名为知母当指此情。更为重要的是，交互金木必须有中土为媒介，金与土相知相融，则与交互金木须建中之事相宜，故可为白虎剂不可多得的佐臣。

粳米，为五谷中之肺谷，而为肝宜食之味，如《素问·脏气法时论》谓"肝色青，宜食甘，粳米、牛肉、枣、葵皆甘"。

《别录》谓其"味甘，苦平，无毒，主益气，止烦止泄"，《本经疏证》谓粳"谷雨浸种即在水中，迨三伏酷暑，天气愈热，则禾愈茂，引水愈多，甚至每株日消水数升，其引水之力可用于抗暑之火热。交立秋，必放去其水，曝令土燥作坼，至处暑节，复淋以水，便之浸润，始渐渐成莠而实，是其得木金之生成，水火之烹炼而成者"。其在三伏酷暑能吸水以自救而免燥，如此证之大热所至燥渴，故能治其口舌干燥之烦渴引饮，其引水之力又可用于增液止沸而除热，至秋季又可顺应秋之湿气内收而在燥土中成长。此一寻常食物，却已寓交互金木之机，其虽为肺金之谷，却又为肝木"宜食"之谷，为肝木气化之甘味，可监督肺金收重敛降过度之弊。

另据日常生活常识，用锅煮粳米饭，可溶解使用日久而致的黄白色附着垢，而此垢应是水中析出之钙类物质；方中石膏现代认为主要成分为硫酸钙，而水溶性较差，河北盐山张锡纯用石膏，常云"煎汤一大碗"，当是为增加其水溶量经验之谈，粳米能使石膏溶解度增加的作用有待进一步细致研究。

此外，用粳米少许，清水适量，清洗污垢容器，晃动顷刻即清净如新，其除陈去垢之力令人惊奇。白虎汤证因暑湿黏腻滞附之积垢，或可因之而易于清除，使暑热无以附着而易清，故在方中可称为佐监之臣。

甘草性味，前此已述。其性温和，可调和诸药，又有建中立极之意，在此方中意义，略同于小青龙汤中职位，亦为佐使，兹不赘述。

总之，石膏、知母、粳米、甘草此四味药组方，其中三味是白色，已俱清白、清凉、清冽、清肃、清净、清爽、清新、清明诸意，此乃威武之师，具有重镇肃杀之神威，对热、渴、汗及脉洪之外感热证，有如金神白虎星宿一样强悍，极具震慑力，故称之为白虎汤。

6. 大白虎汤方

大白虎汤：治天行热病，心中烦热，时自汗出，口舌干燥，渴欲饮水，时呷嗽不已，久不解者方。

石膏如鸡子大，一枚，打　麦门冬半升　甘草二两，炙　粳米六合　半夏半升　生姜二两，切　竹叶三大握

上方七味，以水一斗二升，先煮粳米，米熟讫，去米，内诸药，煮至六升，去滓，温服二升，日三服。

此方以人参二两易生姜，即《伤寒论》竹叶石膏汤。

《伤寒论》第397条：伤寒解后，虚羸少气，气逆欲吐，竹叶石膏汤主之。

竹叶二把　石膏一斤　半夏半升，洗　麦门冬一升，去心　人参二两　甘草二两，炙　粳米半升

上七味，以水一斗，煮取六升，去滓，纳粳米，煮米熟，汤成去米，温服一升，日三服

白虎汤证，迁延日久，余热残湿踞于上焦，损及气阴为燥，故为口干欲饮；热扰心神则烦热，心液被扰则自汗出；同时湿热结而为痰饮，搏于咽喉之间，咳则冲动痰饮，而作短促有力，如鸭、雁等之叫声，谓之呷咳。其治当养其气阴以清其燥，利导其余邪以止呷嗽。

《伤寒论》竹叶石膏汤证，则是病邪轻微，气阴损伤化燥为主者。其病势更缓，似是外感病之后遗证，治法偏于

复正。

大白虎汤系以麦门冬代小方中之知母，又加入生姜二两，半夏半升，竹叶三大握而成。

麦门冬：《本经》谓："味甘，平，主心腹结气，伤中，伤饱，胃络血绝，羸瘦，短气。"

《别录》谓："微寒，无毒，（主）身重，目黄，心下支满，虚劳客热，口干燥渴，止呕吐，愈痿躄，强阴益精，消谷调中，保神，定肺气，安五脏，令人肥健，美颜色，久服轻身不老不饥。"

《辅行诀》麦门冬的五行五味互含属性为金中金。

《本经疏证》谓："麦门冬之功，在提拽胃家阴精润泽心肺，以通脉道，以下逆气，以除烦热。"它可使肺金之精气源源不绝，保全肺金之造化，使肺之精气充足，则气血津液的敷布正常，而全身官窍肌肤，脏腑百骸得以荣养，而客热得除（详说可参拙著《辅行诀药性探真》）；麦门冬上述性能正可代小白虎汤中苦寒之知母，以补气阴两虚之缺，可为方中之佐臣。

竹叶：《本经》谓："味苦，平，主咳逆上气，溢筋急，恶疡，杀小虫，根，作汤益气，汁，生风痰。"

《别录》谓："堇竹叶，大寒、无毒，除烦热，风痉，喉痹，呕吐，消毒；皮茹，微寒，主呕哕，温气寒热，吐血，崩中，溢筋，生益州。"

《辅行诀》竹叶的五行五味互含属性为水中金。

竹叶药用历史悠久，产地不一，品种繁多，物种变迁复杂，现代市场所售，更是伪、劣、代用品太多，很难适应经方用药的需要。笔者虽平素即注意古今一些相关资料，但仍是不能明确经方中所用竹叶的名实，仅将目前几点认识列后，供参考。

（1）以益州所产者为道地，但古代之益州辖区甚广，三国时期的益州包括现代的四川西部、重庆、云南、贵州、汉中、缅甸北部、湖北和河南的一部分，治所在今之成都。

（2）药用竹叶共分两类，即苦竹叶和淡竹叶。《本经》所载为苦竹叶，《别录》所载为淡竹叶。据《康熙字典》谓堇竹是一种"坚而节促，体圆质劲，皮白如霜，大者宜制船，细者可为笛，取沥，并根叶皆入药，集韵同"。另有一种草，名堇，《说文》谓其"根如芥，叶如细柳，蒸食之，甘，从草，堇声"。堇竹是形、味、叶相似的竹子。

（3）苦竹淡竹之分，以其笋芽之味为准，笋味苦或偏重于苦者之叶即苦竹叶，味甘或偏重于味甘者之叶即淡竹叶；又有叶脉平行者为苦竹叶，呈网状者为淡竹叶之说。

（4）另有以苦竹为名者，及紫竹味苦辣而膻，不宜入药，药用苦竹大抵与淡竹形态相近，性能亦相近，然多以淡者为佳。《辅行诀》有的传抄本作苦竹叶者，是认为竹叶属水中金药，自然应以水之味者佳，殊不知此药以水味定名，是因其又名冬生，即笋芽发生于冬之故，有兴趣者可参拙著《辅行诀药性探真》自明。至于药用苦与淡，不妨循《辅行诀》之学理选择。

《辅行诀》苦味为肾之用味，甘（淡）为肾之体味，治肾病之虚可取苦者，泻肾之实者可取淡者，它如泻火可用苦者，利水不妨取淡者，随其证而选用即可。

（5）现市场所售之竹叶多为鸭跖草叶，该品在初唐《本草拾遗》已有记载，尽管在主治方面，可清热利尿、止血等与竹叶有诸多相同之处，其别名又称淡竹叶，及另外含竹字的六七个别名，如竹节草、碧竹子等，但它的茎为葡匐茎，而且茎上生根，与竹之挺拔而立有天壤之别，更不用说其生长环境及其他习性之种种不同，以此替代竹叶作药，是与经方理论格格不入的，应当在使用时注意观察，总结其经验和教训。

（6）大白虎汤之竹叶用量为三把，《伤寒论》竹叶石膏汤中为二把，从其煎药法可以看出，前方取汁六升，每服二升，日三次，后者实际上用量是前者的三分之一。《敦煌古医籍考释·本草经集注·甲本》载陶弘景论药量时说："云一把者，重二两为正。"竹叶三把折重为六两，折今之用量为45克。

《周易·说卦》谓："震为雷……为决躁，为苍筤竹……其于稼也，为反生……"后天八卦震在东方，为万物后天活动的开始，所谓"动万物者莫疾乎雷"。一声春雷，震天动地，百虫蛰动，草木滋生。为运行刚健疾速之象，又像深青色或深绿色的初生小竹子的生长一样茁壮成长。

竹又名冬生草，芽笋生于上年之冬，未出土时其节、节间、节隔、笋箨、侧芽、居间分生组织等已经完备，植物的生长，先生后长，以阴在下阳在上为顺，竹却阳在下，阴在上故为反生现象，为植物阳气在下的典型代表。

竹春天破土而生，迅猛生长，枝繁叶茂，四季常青；《竹谱》引《山海经》注云其"六十年一易根，而根必生花，生花必结实，结实必枯死，实落又复生"。其生长之势为阳，所长之叶为阴，其叶之茂，凌冬不凋而翠，且叶在上而不花，叶尖下指而垂，均为属阴之象，可为植物阴气在上的代表。

震为雷，为二阴在上，一阳在下之象，在五行属木。药用竹叶，为象雷之物竹之叶，为木中之阴，经脉中木之阴曰厥阴而系于肝，木金失调之大白虎汤证，用具肝阴之性的竹叶，制止痰饮气逆、咳喘、燥渴、欲吐，邪热未清之心烦自汗；其水中金之性，又可助肺肾金水相生，恢复水液代谢之常，故为方中之佐使。

半夏：前此大青龙汤下已述及其性味功能，在此方中取其止咳、止汗、止呕逆，下气，更重要的是，该药治中焦，除中土痞结，使胃气下降，而肺气亦复其下行而不至上逆，是交互金木法则的重要措施。同时其性燥，可监制麦门冬滋补生腻之弊，可为方中之佐监使药。

生姜：前此在大青龙汤下也亦述及，此方中取其和中止呕，降逆止咳，有和胃以增强中土转枢升降出入，有利交互金木的作用为方中之佐使；《伤寒论》竹叶石膏汤证，未列干呕而言欲呕，是胃中逆气较轻，而以气阴虚损为主，故以人参易生姜，同样有增强中土转枢升降出入的作用，仍为方中之佐使。

炙甘草：前此小青龙汤下已述及，在此方中与在小青龙汤中职责相同，可调中补脾，调和诸药，助力胃土，和协金木为方中之佐使。

三、既济水火与朱鸟玄武汤述义

在阴阳五行合流学说中，水火是一对阴阳，是世界最明显具有寒热差别的物质，它们之间既有水火不能相容的对立、制约的关系，又有相互依存、互相转化的关系，是维护世界寒热燥湿有序更迭变化的必备条件，是一切生物生命存在的根本物质基础，它们的运动变化规律决定着万物的生态平衡和协调发展。

在天人合一思想指导下的脏象学说，认为肾为水象，心为火象，以心肾为一对阴阳，具有冬夏寒暑之气的特点，水火既济是人体阴阳调和，生机不紊的生理状态。但是，在医学基础理论发展过程中，五行的生克制化之外，还存在着火土一家、水土合德等问题，即在心的五行归属和肾与脾的关系方面，这两种学说虽然已有效地指导了临床实践，但隐晦不显，有必要提出进一步讨论和研究，发掘和完善经方的学术内容，为更深层次的理解经方意义而努力。

（一）四时阴阳及水火与土的五行关系

1. 四时八节气化

地球受太阳引力及自转的作用，形成了围绕太阳公转，产生了地球上四季更替的周期规律。古人将此周期分为二十四节，以立春到雨水为春，立夏到大暑为夏，立秋到霜降为秋，立冬到大寒为冬，此四季春秋分别以春分和秋分为中点，夏冬分别以夏至和冬至为中点。此四时八节是二十四节中变化明显之时，这种变化在我国所处的北温带尤其明显，因此我国创建四时八节气化理论有着得天独厚的优势。

此四立二分和二至，因接受太阳光热多少的差异而温度有明显的不同，即冬至到夏至接受太阳光热渐升阶段，由夏至到冬至是接受太阳光热渐降的阶段。其间冬至受热最少，夏至最多，故称冬寒夏热。二分则受热均等，但由于自春到夏是温度趋升之时，故称温，自秋到冬是温度趋降的阶段，故称凉；同时由于温度对地球上水液有温化蒸腾而气化，寒凉凝结而固态的作用，由春到夏是由冰雪融为水液到气化为湿的时期，由秋到冬是水液由雾露到凝结为霜冰的时期，所以四时八节之气不但有寒热温度的变化，还具有水分状态所形成的燥湿变化。

但是，四时八节的实际寒热燥湿变化并非完全如上所述，因为二至虽为地面接受太阳光热的两极点，影响其实际温度的因素还有一个寒热的积蓄作用。即寒热都是渐变的，大地接受太阳的热量多少，在二至日为最。夏至之后虽然接受太阳的光热开始减少，但由于温热的积蓄，从而升高了实际气温，直至立秋之时温度达到最高。同理，冬至日之后虽然接受太阳的光热开始增加，但是由于寒凉的积蓄，从而降低了实际温度，直至立春之时温度达到最低。即如谚云"夏至三庚数头伏"（十天为一伏），"三伏"天才是气温的最高峰，冬至亦非气温最低而在其后的"三九"（从冬至日后第一天数九天计作"一九"，共81天，即九个九，三九即冬至后第27~36天），故《素问·脉要精微论》谓："冬至四十五日，阴气微上，阳气微下；夏至四十五日，阳气微上，阴气微下。"明确指出了冬至日后四十五天，实际气温才开始上升，夏至日后四十五天，实际气温才开始下降。

由于燥湿是受温度影响而成，其实际情况也是因之而成的。由夏至到立秋才是实际气温最高的时期，同时也是水分受热度的影响而气化状态最盛的时期。而这一时期，正是夏季的中点夏至日到立秋日这一阶段，它的气化特点为湿热俱盛，即暑季。冬至到立春才是实际气温最低的时期，同时也是水受寒冷的影响而凝收固化状态最盛的寒燥时期。

2. 心的五行归属之争

阴阳和五行学说本是两个独立的学说，阴阳学说的形成略早于五行学说，自战国阴阳家倡二者合流之后，随着时间的进展，五行学说仍在不断完善和提高，直至五行说盛行的汉代，才趋于成熟和定型，所以五行学说的成熟是伴随着阴阳五行合流学说的发展而发展的。西汉时期董仲舒全面完成了阴阳五行的合流，这也正是医学经典《内经》形成的时期，因此《内经》中亦富有阴阳五行合流思想，同时也遗留下了一些合流过程中出现的当时尚无定论的问题。

所谓阴阳五行合流，是把源于天之阴阳六气与源于地上形质的五运之气相互对应，综合而论，因此，天之六气偶数与地之五行奇数不可对应是完成这一学说障碍的焦点。如在使五行纳入四季的问题上，把金秋和春木、水冬和火夏分别看作一对阴阳，土则无对，难以阴阳论之。为解决这一问题，邹衍早就提出了把每季中的最后一个月归属于土说法，如夏季的最后一个月即 6 月称之为"季夏"属土，此即《内经》土不主时说的早期说法。

秦代统一文字，推行"书同文"政策，要求统一使用小篆或隶书，因此官方所存的《尚书》均以小篆或隶书所写。汉代前期官方所存为秦代博士伏生所献的隶书本，后被称为今文本。王莽篡权后，值鲁恭王修孔子家宅，在壁垒中发现蝌蚪文本，后被称为古文本，被刘歆（前50～23）大力宣扬，揭开了我国历史上第一大学术公案——古今文之争的序幕，在此之后古今文之争持续不绝，东汉末年达高峰，延续了十几个世纪。直到清代两派对立仍然存在，以皮锡瑞和康有为为代表的今文经学派，与章太炎和刘培师为代表的古文经学派的论争仍是时起时伏，可见古今文之争影响着学术领域已达两千年之久。

《素问·太阴阳明论》谓："帝曰：脾不主时何也？岐伯曰：脾者，土也，治中央，常以四时长四脏，各十八日寄治，不得主时也。脾脏者，常着胃土之精也，土者，生万物而法天地，故上下至头足，不得主时也。"注云："治，主也。着，谓常约着于胃也。土气于四时之中，各于季终王十八日，则五行之气各王七十二日，以统一岁之日矣。外主四季，则在人内应于手足也。"

《素问·玉机真脏论》谓"夏脉者，南方火也，万物之所以盛长也"，"脾为孤脏，中央土以灌四旁"。

《素问·脏气法时论》谓："脾主长夏。"注云："长夏，谓六月也。夏为土母，土长于中，以长而治，故云长夏。"（新校正云：脾王四季，六月是火王之处。盖以脾主中央，六月是十二月之中，一年之半，故脾主六月也。）

笔者认为，植物的生长，在暑季为最茂盛时期，至立秋则至成熟期，谚云"立秋十八天百草结籽"，正说明了此种规律，故暑季被称为"长"夏。

东汉许慎（约 56～147）所著《说文解字》载："心，人心也，在身之中，象形，博士说以为火藏。"注文曰："土藏者，古文尚书说，火藏者，今文家说。"

可见在心的五行属火或属土的问题上，《内经》和《说文》都是古今两家经学之说并存的。

从上述文献记载来看，无论主心为火脏的今文经学，还是主心为土脏的古文经学，在脾为孤脏，即"阴阳不测"，位在中央的认识是一致的，只是有"不得主时"和"主长夏"的分歧。

今文家虽云脾"不得主时"，却把它分主于四季之末的十八日，引申脾"常着胃土之精"，以身之中为中土，四肢象四季，谓之居中央以灌四旁，承认四季各有自己的"脾土"实际上是脾主四时之说。

古文家虽云"脾主长夏"，却以长夏在夏火之内，其时湿热俱盛，为夏火之子脏而王于四季，且其时六月，又是一年十二个月之中为由，实际上也是脾主四时说的形式。

故今古经学在心属火的问题上并不存在不可调和的冲突，主要是表达形式上的不同，其实质的不同在于长夏作为一个独立的季节还是附属于四季。如果作为四季的附属，则应还有收秋、藏冬、生春之名，且仅各主十八天，那样将有背于"脾主四时"的宗旨，而有四时主脾之嫌。

众所周知，长夏有湿热俱盛的特点，值小暑和大暑的时期，已有通用的暑季之称，完全有作为一个独立季节的必要，但它是夏火季的后四十五日，难以独自为季。而且其所主四十五日，仅是它季的二分之一，难以用五季对应一年三百六十天之数。

笔者认为，脾土既然有统领其他四行和非阴非阳的特性，则可统领四季。以《周易》"子时一阳生"和"午时一阴生"之理，夏至日后一个半月长夏的湿热之气渐次收藏下降，直至与其对冲的冬至日，可谓长夏可统春夏两个属阳的季节。

冬至日后四十五天，是冬天的小寒和大寒节气，气候为天寒地坼（寒燥，水极似土而冰化，失其濡润之功而为燥象），为叙述方便，暂称之为藏冬胃土寒季。由胃土寒季到夏至日，是寒燥之气渐次被温化宣发升腾的阶段，可谓藏冬统秋冬两个属阴的季节。

如此长夏和藏冬共同主宰和统领着四季的寒热燥湿变化，它已非是与四季平行的季节，而是两个独立的季节，但包容在水火之气最为显著的冬夏两季之中，表现了中土湿热和寒燥的气化特点。

同时，夏至与冬至为夏火与冬水季节的中点和地面接收阳光多少之极，极则生变，即二至也是阴水和阳火初生之时，此火极之时所生之阴水和水极之时所生之阳火，必是火水之气最具生机者，这种水火之气能在火水至极的情况下显露出来，主导水火互相转变的趋势，可称之为真水真火。由于心肾对应夏与冬，并非纯属火与纯属水，还是真水与真火所在之处。

3. 火土一家和水土合德

笔者认为，上述五行脏腑配属模式，可以作为了结今古经学对心五行属性论争的参考。对理解《伤寒杂病论》和《辅行诀》火土一家、心脾（胃）同治和水土合德、脾肾相关的理念，进一步认识心火肾水为真阴真阳潜藏之所，水火既济为人体正常的生理活动机制，将会有所裨益。

(1) 火土一家与心脾同治

夏火中包容着脾土，脾土位在夏火之暑，这种火土一家的形式，影响着经典的治疗法则和方药的运用，即火土同治。

《金匮要略》设"胸痹心痛短气病脉证治篇"，将属心火与属脾土病的胸痹心（脘）痛合一论治，正是心脾同治思想医疗实践的体现。同时在该篇有主治条文，又有具体方药的6条条文中，有2条明确记有"××方亦主之"。它们是："胸痹，心中痞气，气结在胸，胸满，胁下逆抢心，枳实薤白桂枝汤主之，人参汤亦主之。"和"胸痹，胸中闭塞，短气，茯苓杏仁甘草汤主之，橘枳生姜汤亦主之"。人参汤与橘枳生姜汤本治脾土病方药，而列于胸（心）痹病下。另一条云"心痛彻背，背痛彻心，乌头赤石脂丸主之"，条下之乌头赤石脂丸与该条下附方九痛丸亦均为胸（心）痹及脘痛常用方剂。

虽然《伤寒论》是三阴三阳辨证体系，但其中亦蕴有五行五脏理论，其中三阴经中太阴篇与脾证相关，少阴篇与心证相关，而此两篇证治，多交叉互见，密切关联，明显具有心脾同治的特点，兹不详述。

《辅行诀》五脏补泻部分，为适应阴阳合流学说的需要，建立了将火脏一分为二，为心与包络各主君相之火的模式，体现了心为君主之官，不受外邪而由其外围之包络代之的理念。

由于心包络为脏，以三焦为腑，而相火生于下焦，循三焦通达五脏六腑，四肢百骸，以发挥温煦气化之用，故心包代心行气的卫外作用，即是相火宣畅的集结，换言之，包络为相火寄藏之处。

相火为阴中之火，湿中之火。《素问·金匮真言论》谓："腹为阴，阴中之至阴，脾也。"《灵枢·九针十二原》亦谓："阴中之至阴，脾也。"可见脾在肝、脾、肾三阴脏中为阴气最盛之脏，而且其所主长夏之季，正是湿热俱盛的暑季，其湿其热至极之气，正符合相火的特点，故包络寄藏相火代心行气，与火土一家之说别无二致。

《辅行诀》补泻大小治心之方共8首，亦分心与包络两部分。前半部之大小泻方，主治病证兼有"不可饮食，食之反笃"、"欲吐不吐，欲下不下"之中焦脾胃证状；其后半部大泻、大补方，主治病证中兼有"下血"、"饮食无味，干呕……时或多唾"等中土病证，可见《辅行诀》心门补泻方具有火土同治的指导思想。

基于上述认识，笔者曾用陶氏按味用药的组方原则，对其心门补泻大方的组方用药进行考验，结果诸方皆可分别与心、脾方的组方用药制度相符，证实了《辅行诀》确实是火土一家思想的实践者（欲知其详，可参拙著《辅行诀研究》和《辅行诀校注讲疏》）。

(2) 水土合德与肾胃相关

冬为寒水之季，其中包容着胃土，胃土位寄于冬之小寒大寒，这种寒水胃土合德的形式，对经典诊疗法则和方药运用的影响，体现了肾胃相关的特点。

《素问·经脉别论》谓："饮食入胃，游溢精气，上输于脾，脾气散精，上输于肺，通调水道，下输膀胱，水精四布，五经并行，合于阴阳，五脏阴阳揆度以为常也。"水土合德，正是中土和肾水共同完成人体水液代谢过程的密切关系。胃为水液摄入之处；肾开窍于二阴，以膀胱为腑，主水液，为胃所纳之水出入之门户，如《素问·水热穴论》所谓："肾者，胃之关也。"

胃土以纳入和腐熟水谷为用，其水液和谷物的精微部分由脾达肺，而布散周身，其水之有余部分，在其上源收降的作用下，达于下焦膀胱而排出；同时其谷物的糟粕部分，亦由肺腑大肠传导至下焦而排出。

此二便的排出，一由肾水之腑膀胱，一由与阳明同属燥金的肺腑大肠外排，故肾有主二便，主前后二阴的功能，此水土合德现象之一。

在五行中，中焦脾胃属土，下焦肾与膀胱属水，土有渗湿的作用，肾有聚藏水液的作用。所谓渗湿，必由纳水，若不能纳水，渗从何来？土可渗入水湿而后才可渗利而布散，故称胃喜润而恶燥，脾喜燥而恶湿。胃收纳水湿之性正是水土合德之象，况且五行中水火不容，金为水母而不渗，木为水子而漂浮在上，唯胃土可纳而收之，土可制约水液不至泛滥，是土克水关系的体现。土中有水，水含土中，是水土合德现象之二。

"肾藏精"内寄元阴元阳，先天之精禀受于父母，是生命活动和气化作用之原动力，后天之精为中土气化所生成之水谷精微，是生命活动和气化作用得以持续的源泉，二者相互为用，相辅相成，密切关联。所谓肾为先天之本，脾为后天之本，无非是先天后天皆根于精微之气而已，此水土地合德现象之三。

肾主水液，中藏相火，又称龙雷之火。此火为阴水中之火，湿土中之火，胃土有统春夏阳火之用，而居小寒大寒之位，是春夏龙雷之火潜于寒水中之象，且水火对立，能居寒水而持火炎上之性者，可称之为真火，《易》以坎为冬水，以一阳陷于二阴为象，此一阳当即此寒水中之胃土。此水土合德现象之四。

《素问·天元政纪大论》在论太阳司天之政时，已运用了"水土合德"一词，或是由于心的五行属性争论不息的文化背景，《内经》对水土合德的问题除在补经《六元正纪大论》有昙花一现外，尚无其他表述，然而历代医学家们仍然自觉或不自觉地实践着这一理论。清代著名的伤寒学家、火神派的始祖郑钦安（1824～1911）提出了"水土合德，世界大成"的论点，丰富和发展了《内经》基础理论的内容。

水土合德，肾胃相关在经典实践中的运用，简述如下：

《金匮要略·痰饮咳嗽病篇》谓："夫短气有微饮，当从小便去之，苓桂术甘汤主之，肾气丸亦主之。"痰饮为水液所结，用崇土制水之苓桂术甘汤主之，也可用温肾化水之肾气丸主之。虽似两途实为脾肾相关，有异曲同工之妙。

《金匮要略·五脏风寒积聚篇》谓："肾着之病，其人身体重，腰中冷，如坐水中，形如水状，反不渴，小便自利，饮食如故，病属下焦，身劳汗出，衣裹冷湿，久久得之，腰以下冷痛，腹重如带五千钱，甘姜苓术汤主之。"其方又名肾着汤，方药组成为：

甘草　白术各二两　干姜　茯苓各四两

腰以下冷痛，寒湿着于肾腑（腰为肾之腑），却用温脾渗湿之方，正是脾肾不分之理法。

《伤寒论》第82条谓："太阳病，发汗不解，其人仍发热，心中悸，头眩身瞤动，振振欲擗地者，真武汤主之。"第316条谓："少阴病……腹痛，小便不利，四肢疼痛，自下利者，此为有水气，其人或咳，或小便不利，或呕者，真武汤主之。"该方组成为：

茯苓三两　芍药三两　白术二两　生姜三两　附子一枚

前条为肾腑关门不利、水气凌心、蒙蔽清窍之证，后条为腹痛下利、肢痛、下利之中土证，兼有小便不利之膀胱证，亦是脾肾相关之格局，故用药亦温化渗利中土为主，不离脾肾相关之理念。

《辅行诀》小玄武汤为《伤寒论》真武汤以干姜易生姜，主治"天行病，肾气不足，内生虚寒，小便不利，腹中痛，四肢冷者方"。大玄武汤系小方加人参二两，甘草一两（炙），主治"肾气虚疲，少腹中冷，腰背沉重，四肢清冷，小便鸭溏，日十数行，气惵力弱者方"。

《辅行诀》小玄武汤之主治与《伤寒论》316条略同，《伤寒论》冠以"少阴病"是三阴三阳辨证，《辅行诀》此条"冠以"天行病，肾气不足"，是外感病亦以五行五脏辨证的迹象，尽管二书辨证体系有别，但证治法则若一；大玄武汤证，较小方证深重，仍不舍脾肾相关之法，在小方中加参草二味助脾土之用。

（二）心肾脏象分析与既济水火

在天人合一，阴阳五行合流学说中，水火为一对阴阳，夏季南方属阳火，冬季北方属阴水，《尚书·洪范》谓"火曰炎上"，"水曰润下"，以上下左右辨方向，则上属阳，下属阴。人之五脏，心在上焦以应天阳之气而象火，肾在下焦以应地阴之形而象水。心火下潜以济肾水，肾水上升以滋心火，这种相反相成，相互为用的既济状态，是维持人体阴阳动态平衡源泉和动力。它体现在心肾功用的各个方面，是诊疗心肾证的重要理念。

1. 心火肾水脏象分析

(1) 心肾职位及所主体官及开窍

《素问·宣明五气篇》谓"心藏神"，《五常政大论》谓"火曰升明"。

神是人体活动灵性，是精神、意志、魂魄、知觉、思虑、动作的最高统帅。神藏于火脏之中，微妙无方，灵性而不可揣度，但有火光明耀的作用，可见人所不见，知人所不知，故谓之神明。正如《素问·灵兰秘典论》所谓："心者，君主之官，神明出焉。"

《素问·宣明五气篇》谓"肾藏志"。

《灵枢·本神》谓"意之所存谓之志"。

志是意识积累形成的概要，是对一切事物意愿、意向处理的抉择，它有固守不变，信念坚定、决而不移的特性，是精力、智慧、强劲、刚毅的综合，是具体施行的策略和艺技工巧。正如《素问·灵兰秘典》所谓："肾者，作强之官，伎巧出焉。"

《素问·痿论》谓"心者，主身之血脉"。

《素问·五脏生成篇》谓"诸血者，皆属于心"。

《素问·脉要精微论》谓"脉者，血之府也"。

《灵枢·脉度》谓"心气通于舌，心和则舌能知五味"。

《素问·六节脏象论》谓心"其华在面，其充在血脉"。

《素问·金匮真言论》谓"南方赤色，入通于心，开窍于耳"。

心火热属阳，主动，火无固定之形态，有外延上炎、荡而无惮之势，心有推动血液在脉内运行的作用。脉能容血，贵在柔韧而软，以应血液盈虚之变动，达到血脉相和，运行如常之作用，故《素问·脏气法时论》谓"心欲软，急食咸以软之"，《辅行诀》亦据此条以咸为心之用味。

心主血脉的运行，性炎上，故心脉虚实和运行的盈亏畅阻情况，可以通过血运丰富而在上的面部，和口腔中之舌望而知之。面部常表露于外，为心神色彩之外现，舌虽在口中，但伸而可见，又无皮肤包裹，最为方便观察之处。同时心是人体司知觉的器官，而舌的味觉灵敏，是心舌密切的重要方面。"言为心声"，舌是言语的重要器官，位于中而无偶，为心所主，亦甚合理。

值得提出的是，舌本为实质器官而无窍可言，"心窍"之名似有名实不副之嫌，但从舌居口腔之中，口为中土脾胃之窍，居中而无偶，有中心之义，以火土一家而论则无不允当。另一方面，心经之别络系于舌，称其为心之窍或心之苗皆无不当。

《素问·宣明五气篇》谓"肾主骨"。

《素问·痿论》谓"肾主身之髓骨"。

《素问·阴阳应象大论》谓"肾生骨髓"，"肾主耳"，"（肾）体为骨"，"（肾）在窍为耳"。

《素问·脉要精微论》谓"骨者，髓之府也"，"髓者，骨之充也"，"头者精明之府"。

《素问·五脏生成篇》谓"诸髓皆属于脑"。

《灵枢·海论》谓"脑为髓之海"，"髓海有余，则轻劲有力，髓海不足则脑转耳鸣，胫酸眩冒，目无所见，懈怠安卧"。

《灵枢·脉度》谓"肾气通于耳，肾和则耳能闻五音矣"。

《素问·金匮真言论》谓"北方黑色，入通于肾，开窍于二阴"。

《素问·六节脏象论》谓"肾者，主蛰封藏之本，其华在发"。

肾水寒属阴，主静，寒性凝涩收藏，有坚闭结实之势。肾有藏精主骨生髓的作用，骨质坚硬，为髓之府，髓满则骨实而髓海有余，身强志坚，矫健精明。肾有纳入水谷精气与固守五脏精气内藏而作强的作用，骨为髓府，贵在坚闭精髓，务使充满以奉脑海，令人处事精明强干，耳聪目明轻捷不疲，故《素问·脏气法时论》谓："肾欲坚，急食苦以坚之。"《辅行诀》亦据此条而以苦味为肾之用味。

肾属水而性润下而沉潜，故位于下焦，开窍于前后二阴而司二便；肾为先天之本，二阴之用在排泄后天之废浊糟粕；后阴司大便，是因水土同德，手阳明经所系的大肠下端，位在肾之辖区之故；肾为先天之本，先天精气所藏之地，故前阴并司男女交媾，生殖繁衍；精与骨髓同为肾所藏之类，与血皆为生命活动之物质基础。其中血为精所化，故不仅精髓可充实"精明之府"，还可以生血入通于耳而聪其听，即"肾开窍于耳"；《辅行诀》救中恶卒死，熨耳以通肾气立两方，一治小便闭塞，一治心气不通，梦魇不寤，是心肾同开窍于耳的具体运用；脑与心所居所藏，一名精明，一名神明，一字之差，合则精神显明。肾经名足少阴，心经名手少阴，合称少阴，可见其义；耳窍通于髓海，养血可使其润泽而荣彩，发荣而彩为精充血足而有余，名谓"血余"，观其发可知精血的盛衰，即所谓"其华在发"，亦可见心肾相关之倪端。

（2）情志与虚实辨证

《素问·阴阳应象大论》谓"心在志为喜，喜伤心，恐胜喜"，"（肺）在志为忧，忧伤肺，喜胜忧"。

《素问·举痛论》谓"喜则气缓，悲则气消……喜则气和志达，荣卫通利，故气缓矣。悲则心系急，肺布叶举，上焦不通，荣卫不散，热气在中，故气消矣"。

《灵枢·本神》谓"喜乐者，神惮散而不藏"，"心藏脉，脉舍神，心气虚则悲，实则笑不休"。

《素问·灵兰秘典论》谓"膻中者，臣使之官，喜乐出焉"。

《素问·胀论》谓"膻中者，心主之宫城也"。

《素问·调经论》谓"神有余则笑不休，神不足则悲"。

《辅行诀》谓"心虚则悲不已，实则笑不休"，"心德在软，故经云：以咸补之，苦泻之，心苦缓，急食酸以收之"。

心属火，属阳，无固定之形而性炎上散漫外延，藏脉舍血而主神，肾阴水精制约之，始可神气内藏而不致散漫无度，即肾在志为恐，恐胜喜，水克火之意。膻中即包络，为心之宫城而代心行气之使官，一旦肾志恐不可约束心神外散，则过亢而笑不休，即所谓之禅散不藏。"禅"有恐惧、为难之意，与肾志"恐"近义。心志亢而笑不休，为心咸软之用无制之故，当用能坚之苦味以坚闭之，故《辅行诀》以能坚闭之苦味为心之体味，云"苦泻之"。

心之咸软过度，必自损其气，即所谓之"喜伤心"、"神不足则悲"。

心气虚而过于弛缓，反受肺志之侮，而见肺志之忧与悲。忧有忧愁、忧虑之义，悲有悲痛、伤心之义，二者虽一为意识观念，一为情绪和态度的表现，但互为因果，密切相关，均为心神不收所致，故《辅行诀》谓"心苦缓，急食酸以收之"，而以酸味收其心气之过缓，维护其气化之常，为心之化味。

《素问·阴阳应象大论》谓"肾志为恐,恐伤肾,思胜恐"。

《灵枢·本神》谓"恐惧者,神荡惮而不收"、"心有所忆谓之意,意之所存谓之志"、"肾藏精,精舍志,肾气虚则厥,实则胀"。

《素问·调经论》谓"志有余则腹胀飧泄,不足则厥"。

《素问·水热穴论》谓"肾者胃之关也,关门不利,故聚水而从其类也"。

《辅行诀》谓"肾德在坚,故经云:以苦补之,甘泻之,肾苦燥,急食咸以润之,致津液生也"。

肾属寒水,属阴,性润下坚凝而固藏,藏精生骨舍髓而主志,此志是与心神并列的,它是心之所向,即广义的志。五脏又各有其志。肾在五脏之志中,其志为恐,恐是心神荡然不能对应肾之坚闭收藏,精气不强而馁怯,致五志中之肾志有余而作恐惧,恐惧即惮。由于肾水之坚闭无约而独盛,藏而不开,水土关系失调,水寒结实聚于内则腹胀飧泄,治宜甘缓渗利以开泄其关,故《辅行诀》谓"甘泻之",以甘味为肾之体味。

肾闭藏之用过度,必损其气,其气虚则藏精少而髓不充骨,不足以化生血津以滋润周身,而呈干燥之象,故《辅行诀》谓"肾苦燥,急食咸以润之,致津液生也",以咸味软其过于坚之气化,而为肾之化味。

2. 阴阳合德与水火既济

(1) 阴阳合德思想探源

既济是《周易》六十四卦之一,为"水在火上"之象。

水火是人体生命需要的重要物质，是自然界最为显著的一对阴阳象征，因此水火相互关系对生命影响至关重要。《周易》对水火关系的论述十分丰富，秦代焚书之劫，李斯将《周易》作为医药卜筮类书始得幸存，可见易、医关系之密，其阴阳合德思想在中医学中得到充分的运用和发挥，衍生成水火既济的观念，指导着诊疗法则和临床实践。

《周易·系辞》（下）谓："乾坤其易之门邪，乾阳物也，坤阴物也，阴阳合德而刚柔有体，以体天地之撰，以通神明之德。"

这段文字可意释为：乾坤为进入《周易》理论的两扇大门，乾为阳，坤为阴，二者交互和合，保持天地泰和之气，顺应自然，使刚柔得体，以体现天地万物的变化规律，通达隐藏之神和著见之明的德性。

由此可见《周易》把阴阳合德的法则置于何等重要的位置，它是处理一切事物的基础和总纲之一，是道和德并举的核心思想。

《周易·说卦》谓："天地定位，山泽通气，雷风相搏，水火不相射，八卦相错，数往者顺，知来者逆，是故易逆数也。"

又谓："故水火相逮，雷风不相悖，山泽通气，然后能变化，既成万物也"。

上二段文字是讲先天八卦的，所谓先天八卦的定位，都是对待关系，乾为天，在南在上而尊；坤为地，在北在下而卑，为太极所生之两仪。其他六卦象六子用事，已是天地交合之所生，既有先天所定之位互不相容，又秉承了天地阴阳交合之性。其中坎为水在西，离为火在东、震为雷在东北，巽为风在西南，兑为泽在东南，艮为山在西北。它们虽然各是一对阴阳，位象相反相对，互不相入，却又相互关联，不即不离。

艮为山，位高亢属阳，兑为泽，位卑下属阴。山泉下流汇入河海，泽池之水上腾为云而降雨高山，山泽水气相通，即所谓之山泽通气。

震为雷，属阳，位东北，巽为风，属阴，位西南，雷为云的放电现象，风为空气流动所形成。但二者均为动性，相互逼迫，相互接近即相搏，不相背离即不相悖，此即前段相搏和后段不相悖之意。风吹云散、云随风行、雷迅猛则风狂烈、风激荡则雷声隆、雷风常相伴出现，风乘雷势、雷助风威等，都是雷风这一对阴阳相搏不相悖的自然现象。

坎为水，位在西，属阴，离为火，位在东，属阳，水性润下，火性炎上，坎西离东，但水无火则不得温化以润泽，火无水则不得滋清而枯燥。二者相互需要，故下段谓水火相逮，相逮即相互捕捉、达到之意。

至于前段所谓"水火不相射"一语，历代学者的理解有所分歧。有认为系水火不相容之意者，谓射为冲击之意，多数学者以"厌也"为解；有认为此句为古汉藏文的遗迹，或为一种特殊句式，或联系上下文义，是水火相射之意者，"射"义有别，"不"否有异，令人无所适从。无论如何，笔者倾向此句原文为"水火不相射"，为水火不相厌恶之意，与"水火相逮"义同。

（2）水火既济

《周易》阴阳合德思想适用于各种阴阳对称之事物，水火最为日常所必需，为最显著的一对阴阳，主宰着自然界的寒热燥湿运动变化，其合德之性用尤为明显，有统领它对阴阳的合德关系。同时正因其具合德之理，才有了"水火既济"之事。

"既"为已经之意，"济"有形成、相助之意，"水火既济"即是水火已经相助成就，从人体生命而言，则是水火的互助互救，成就了脏腑和谐共处的生理规律。一旦这种规律失常，即是水火不能既济的病理状态，需要用"既济水火"的法则，调整其病理状态，达到恢复阳平阴秘的目的。

如上节所述，肾水心火的基本特性，如润下与炎上、寒凉与温热、幽暗与光亮、坚与软、藏与显都具有互制互救的合德基础，具体的藏象亦无处不有相互为用的内容，甚至已达成合德之事。

如心藏神，主血脉，为君主而出神明；肾藏精，为作强之官而出伎巧，主骨生髓，脑为髓海，为精明之府。而精能化血，血能养精；君为官之主，官为君之臣，犹水能载舟，亦能覆舟；心出神明，肾之髓海为精明之府。心神为意识思想之所成，肾志为强劲敏捷之所以；神明则妙识明断，精明则技艺工巧；人体生命活动的有序进展，必须心肾合德的协调互交，始能成就。

又如心开窍于口（火土一家）中之舌，肾开窍于前后二阴。口为水谷入胃之门，前后二阴为水谷之糟粕外排之处，若心肾之窍不能合德，则水谷之纳排失常而清浊不分，代谢紊乱，生化大衰。另外，牙为骨之余，而生在心窍（火土一家）口中，咀嚼食物，助胃（心）收纳腐熟水谷，为心肾合德之象；更重要的是，心与肾均开窍于耳，乃是心肾已然合德，共同司耳听力之聪，是"精"与"神"合"明"而治之象。

此外在情志和水液方面，也存在水火既济的问题，如心包主喜乐，肾主惊恐；汗为心液，唾为肾液等，不再一一详述。

综上所述，由《周易》阴阳合德这一命题所衍生出的水火既济，普遍存在于心肾的脏象之中，是心肾病理的重要方面，在诊疗心肾病时，要常存水火既济之理念，以既济水火的法则调而治之。

本章一、3所述火土一家、水土合德的问题，亦是水火既济的重要内容。因为火土一家，土又与水合德，本身即是水火一家。土是水火既济的中界，是交互水火的转枢，中土的相对均衡，既是交济水火的出发点，又是其终极目的，既是诊断水火不济标准和制方法则，又是观察病情和判定疗效的根据，学者当慎而思之。

（三）既济水火朱鸟玄武汤的组方意义

方名朱鸟，朱鸟为古代所崇四大灵兽之一，是鱼、介、禽、兽类中禽类之王，二十八宿中南方七宿以朱鸟为名，现代仍有以朱鸟为名之动物，其学名为朱雀，又名红麻料或青麻料，属雀形目，雀科。东晋人吴脑仁，字缺心，他所著的《全虚大道经》中说，凤凰为朱雀一滴血所化，即朱雀为凤凰之祖，可知古人对朱鸟是非常看重的。凤凰的原形有多种，包括锦鸡和玄鸟（燕）均在内。

《内经》中鸡为五畜之一。畜指家养之禽兽的总称，也有二足而羽为禽，四足而毛为兽之说，故五畜中之鸡虽是其中唯一的禽类，也不妨以畜统称之，但必是家养之类，它与二十八宿中之朱鸟应有原始物种和衍化、家养与野生的区别。

现代生物学家已证实，鸡由鸟类衍生而来，我国黄河流域附近，最早的鸡化石分析，时间在前 10500～前 2300 年就有野生鸡，家养鸡起源于前 700～1100 年，可以认为二十八宿中之朱鸟为野生朱鸟的形象，而《内经》五畜中的鸡是家驯养之鸡，它们有同源关系。

1. 小朱鸟汤

治天行热病，心气不足，内生烦热，坐卧不安，时下利纯血，如鸡鸭肝者方。

鸡子黄二枚　阿胶三锭　黄连四两　黄芩　芍药各二两

上五味，以水六升，先煮连、芩、芍三物，取三升，去滓，内胶，更上火，令烊尽，取下待小冷，下鸡子黄，搅令相得，温服七合，日三服。

《伤寒论·少阴篇·303 条》谓：

少阴病，得之二三日，心中烦，不得卧，黄连阿胶鸡子黄汤主之。

黄连四两　黄芩二两　芍药二两　鸡子黄二枚　阿胶三两（一云三挺）

上五味，以水六升，先煮三物，取二升，去滓，内胶烊尽，小冷，内鸡子黄，搅令相得，温服七合，日三服。

夏火热之气过亢则为火邪，甚则为毒流行一方一时，故谓之天行热病。火热之邪，最耗阴液，如《易》所谓："燥万物者莫熯乎火。"人感受火热之邪，最易灼伤阴水而为燥。心为真水所藏之地，被火热毒邪伤耗而不足以维持润泽柔软之气化，则曰"心气不足"，致生心中烦热，心被燥邪所居而所藏之神失舍，则坐卧不安，同时出现肾所主的前后二阴之下利证状。下利纯血如鸡鸭肝，是其血为火热伤络，血液妄行化燥而不归经，故色紫暗而如鸡鸭肝状。《辅行诀》论外感天行，也是以五脏论病，从此条可见其端倪。其证为心火与肾水不能相济，出现火热灼伤阴液而化燥动血，肾阴不能克制其热之亢，不能滋其燥以清其血、安其神，治之应用既济水火法。

《辅行诀》已明文此方为清滋之方，鸡子黄为主，是认为该证之火燥之因，主要在于水不制火，滋不胜燥，更突出了"正气内存，邪不可干"的养生之意。

《伤寒论》此方以药物名称之为黄连阿胶鸡子黄汤，笔者认为此"避道家之称"的举措，通俗易懂，易于传播，但对理解古代方剂命名的文化渊源和天人合一传承，未免有其负面影响。

《伤寒论》此方被列在少阴篇，少阴之手足经脉所系，亦是心肾二脏，可见《伤寒论》的三阴三阳辨证与《辅行诀》五脏（六合）辨证有异途同归之妙。

其主治文谓"少阴病得之二三日"，是以伤寒病传规律而论。证状则只以"心中烦，不得卧"六字为说（当然还有"少阴病，脉微细，但欲寐"之总纲在内）。虽"烦"字已有热之意在内，终不如《辅行诀》"内生烦热，坐卧不安"表述火热和燥的意思更明确。

阿胶在《伤寒论》中用量为"三两"，在"锭"定量模糊的情况下，较《辅行诀》"三锭"量化更准确，当从。《伤寒论》方药书写顺序以黄连居首，或是意在以此为君，以清泄火热为要，其主治文中未列"下利纯血"一证，虽在少阴篇第二条（全书282条）亦提及"自利"，但对此证系水火不济的病机阐述不全。《伤寒论》有驱邪以复正为法的倾向，与《辅行诀》扶正拒邪为法有所不同。

此方的煎服法，二书文义略同。但连、芩、芍三物煎取之水，《辅行诀》为三升，似有稍多之嫌，笔者认为可取《伤寒论》用二升之说较妥。

2. 小朱鸟汤药物配伍

(1) 鸡子黄

鸡子为鸡之卵，但有受精和非受精之分。受精卵可以孵化出小鸡，非受精者则无此能力。其中鸡子黄为卵巢放细胞，长大成熟后被排入输卵管，在输卵管上部被包上蛋白，即鸡子清；再下移到输卵管下部，被裹上壳膜和蛋壳，从泄殖腔孔中排出。鸡子黄蛋壳气室端的小白点即胚盘，经过与公鸡交配而受精的胚盘可发育成胚胎，而孵化雏鸡，非受精卵则不可。

鸡子的清和黄，都是母鸡自身所长，是母鸡的精血所成，黄上之胚盘有无孵雏功能，才是公鸡之精作用所在。鸡子黄中有时有血丝，当是血液所化，鸡子清色清而透明，当是秉其气所化。它们都是营养胚胎的物质，黄是遗传物质，如植物种子的作用，清则属气，如生命活动产生的能量，有如羊水的保护功用。

清在外，属气属阳，黄在内，属血属阴。二者同为母鸡之精，但胚盘位在黄上，滋阴清燥之力较强，更富生化繁殖之基。受精之卵，是得上代公母两性精气之全者，用以滋补真阴以润燥之用，当以受精卵为佳。在当代大量养鸡取蛋的年代，所购之蛋无精卵为多，应该引起重视。

《周易·说卦》云"巽为鸡"，《灵枢·五味·脏病宜食(1)》谓为肺病者宜食之畜，《灵枢·五音五味》亦以鸡属肺，《素问·金匮真言论》以鸡为肝畜，都与此处用于交济水火无关；《灵枢·五味·五脏宜食》(2) 和《素问·脏气法时论》虽均以鸡为肾畜，但此处所用虽为鸡子黄而不是鸡肉，可谓之贴近。

笔者认为鸡子黄一物，从鸡之物种渊源与具繁衍造化之机而论，可称朱鸟之名。其为母鸡阴精营血形成，富有生化繁殖之功用，故有滋肾精、生真水以济心火之效，乃以朱鸟之肾为用。若依鸡为肾畜而论，则与《辅行诀》劳损五大补方畜类药的使用方法略同。

《本经》以鸡子为名，清、黄混一而论；《别录》虽将鸡子白另名而论，却未论及黄；孟诜《食疗本草》已谓鸡子黄"滋阴润燥，养血熄风，适宜于虚劳吐血，热病燥厥，心烦不得眠，胎漏下血者食用"。李时珍说"鸡子黄气味俱厚，故能补形，昔人谓与阿胶同功，正此意也"，虽未明确系何气何味，因《本经》已有阿胶味甘，平之文，即已寓鸡子黄味甘气平之意，并谓"能补血，治下痢，胎产疾"。历代药学书籍均无对其性味的明文记载。直到清代乾隆二十二年(1757) 吴洛仪《本草再新》问世，才有了鸡子黄"味甘、性平"的明确记载。

从历代诸家对其功用的记载，可见其滋阴润燥，除烦清热，止血止利，兼擅其长，与此方主证无一不宜，故为方中之君药。

(2) 阿胶

《本经》谓："味甘，平，微温，主心腹内崩，劳极沥沥如疟状，腰腹痛，四肢酸疼，女子下血，安胎，久服轻身益气，一名傅致胶。"《别录》谓："微温无毒，主丈夫小腹痛虚劳羸瘦，阴气不足，脚酸不能久立，养肝气，生东平郡，煮生牛皮作之，出东阿。"

战国至秦时期，阿胶创始人傅氏（一说名张傅），在东阿（今山东阳谷县阿城镇）用阿井（遗址在阿城镇岳家庄西北1.5公里）制作阿胶。阿井水质重（现测每立方米比常水重3.5千克），是它水不能代替的炼胶用水，其所用原料系牛皮。3500年之前，我国就有驯养驴者，但未做炼胶原料使用。前138～前135年之间，张骞两次出使西域，引进优质驴，驴的养殖日渐增多，其皮也渐被炼胶所用，至唐宋时期形成牛皮制和驴皮制两大主流。唐《本草拾遗》云："今时方家，用黄明胶，多为牛皮，本经阿胶，也用牛皮，是二胶通用。"直到明代李时珍《本草纲目》才将二者分而用之："大抵古方所用多是牛皮，后世乃贵驴皮。"

由此可知，《本经》、《别录》所载之阿胶，主要是指牛皮胶，即现代之黄明胶，其次为驴皮胶，后世还有一些杂皮胶亦应包括在内，但均应是阿井之水炼制而成者。《伤寒论》、《辅行诀》所用之阿胶亦是如此。在此之后至今各个历史时期，人们对驴皮胶功能的认识逐步加深，药用地位日益上升，自明李时珍时期至当代，已形成谈阿胶必系驴皮，牛皮阿胶反被称为黄明胶，而排出阿胶之列的局面。

牛皮和驴皮阿胶地位变迁颠覆，与历史文化氛围有关。与《内经》同时代的《周易》谓："乾为马"、"坤为牛"。乾卦象曰"天行健，君子以自强不息"，用形象健壮威武善跑之马形容天行健；坤卦象谓"地势坤，君子以厚德载物"，用形象厚实和顺耐劳之牛形容厚德载物，把马和牛提到了天和地的重要地位。相对而言，驴虽在我国开始驯养亦不太晚，却在《内经》和《周易》中未曾提及。

驴与马有共同的起源，同属奇蹄目马科，驴马可以杂交而生骡，二者有诸多类似之处，将会被认为有乾阳之马象，在阿胶被认为主"阴气不足",而在滋阴养血润燥之品的时代,自然无缘与牛皮胶争锋。西汉时期,西域之驴引入而数量大增,对生活的影响渐大,人们对其性能的认识加深,或是以其色多是黑或灰为由,被认为属肾水之物,始提倡其滋养阴血之功,最终喧宾夺主,得到了独称阿胶之殊荣。

笔者认为滋阴润燥、养血补虚为驴皮胶和黄明胶之共性,补血安胎驴皮胶较好,但有生火的副作用,这可能是炼胶所用水非出阿井,其乾马阳性未除之故,黄明胶则无此弊;而对有虚热者,或需护肤生肌,散痛祛斑,黄明胶略胜一筹;有口渴、咽痛症者,据仲景猪肤汤之义,以猪皮炼制之胶为好,但也应以东阿水如法制之。

阿胶的用水和精密的制作工艺,是良好疗效的关键,尤其有乾马阳性之驴皮经阿井质重之水制,气化为在下之阴水,其色又为肾水之色,正可助鸡子黄之清滋以济心火,堪称方中之佐臣。

(3) 黄连 黄芩 芍药

黄连 《本经》谓:"味苦,寒,主气目痛,眦伤泣出,明目,肠癖腹痛下痢,妇人阴中肿痛,久服令人不忘。一名王连。"

《别录》谓:"微寒,无毒,五脏冷热,久下泄癖脓血,止消渴大惊,除水利谷,调胃厚肠,益胆,疗口疮。生巫阳川谷,及蜀郡、太山,二月八月采。"

《辅行诀》黄连之五味五行互含属性为水中火。

黄连味苦而寒,治目痛、泣出、明目、口疮、益胆、五脏冷热等为寒能清火,能治下痢、除水、肠癖是苦能祛湿。朱鸟汤证为火邪灼伤阴津,法当滋真水以润燥,黄连之清火即除其邪热,断其生燥之源,祛湿则可防鸡子黄、阿胶滋润过度而生滞腻。其性为水中火，兼具水火之性，用于此既济水火之方，颇有顺其自然之妙，可为方中佐监之臣。

黄芩 《本经》谓："味苦，平，主诸热，黄疸，肠澼泄痢，逐水，下血闭，恶疮，疽蚀火疡，一名腐肠。"

《别录》谓："大寒无毒，疗痰热，胃中热，小腹绞痛，消谷，利小肠，女子血闭，淋露下血，小儿腹痛……"

《辅行诀》黄芩之五味五行互含属性为水中木。

黄芩之性类似黄连而主诸热，清热之范围又比黄连广泛，肺、胆、胃、肠、疮疡之中上焦之火热无不及之，并兼治下焦胞宫血闭，淋露下血等血热之瘀，及逐水湿的作用。对朱鸟汤证之下利纯血如鸡鸭肝之血热而下之证有针对性，且其性为水中木，有滋水涵木以润燥、防肝阳之亢以抽薪熄火之用，可助黄连清火之力，为方中佐监之臣黄连之使佐。

芍药 《本经》谓："味苦，平，主邪气腹痛，除血痹，破坚积，寒热疝瘕，止痛，利小便，益气。"

《别录》谓："酸，微寒，有小毒，通顺血脉，缓中，散恶血，逐贼血，去水气，利膀胱大小肠，消痈肿，时行寒热，中恶，腹痛，腰痛。"

《辅行诀》中芍药之五味五行互含属性为金中木。

芍药与黄芩同为治热治血之药，而疗效机制有异。

芍药酸寒，酸为肝之体味，为收降邪热，使之不致散惮炎上，收敛阴液以防阳亢生燥；酸为肺之用味，有增强肺清肃之用；酸为心之化味，内收贼恶之瘀血归于经脉；酸与鸡子黄、阿胶之甘同用，可除逆，即助心之气化以通顺血脉（血脉不通顺即阴逆），即散、除、逐、破瘀血之道，瘀血除则出血止。

黄芩苦寒，苦为肾水之用味，水之用在于制火，故黄芩可直折火邪；苦为心之体味，乃真水之所在，苦者能坚，真水坚闭，则可存阴以防燥；血内热而外溢，苦寒除热，热除则血不妄行而止。

就白芍与黄芩对比而言，芍酸为肝木之体味，肝藏血，故所治偏于血证。由于乙癸同源，精血互化，理肝血即可益肾精，在此清滋肾阴的朱鸟汤中，芍药可助鸡子黄、阿胶滋养精血阴水，其微寒又可监制二者微温生弊，为方中君与佐臣之使佐。

3. 大朱鸟汤

大朱鸟汤：治天行热病，重下，恶毒痢，痢下纯血，日数十行，羸瘦如柴，腹中绞急，痛如刀刺者方。

鸡子黄二枚　阿胶三锭　黄连四两　黄芩　芍药各二两　人参三两　干姜二两

上药七味，以水一斗，先煮连、芩、芍、参、姜，得四升讫，内醇苦酒二升，再煮至四升讫，去滓。次内胶于内，更上火，令烊，取下，待小冷，内鸡子黄，搅令相得，温服一升，日三夜一服。

外感天行热病，耗伤真水精血而生燥，本系清滋之朱鸟汤证，若误诊为邪热入里，用苦寒攻下大剂或一下再下，致使中土虚损，或中土素虚之人，热燥之邪乘虚内陷结而化毒，则病势峻猛而急，下血量多且便次增加，腹中绞痛。

中土既与火一家，又与水同德，是水火既济的基础，中土脾胃和合协调则无病，虚损则升降转枢不利。胃气不降则收纳水谷及腐熟受阻且肾之精血无源，精血阴水无以上奉心火以济之，如巧妇难为无米之炊；同时胃气不降则心火无潜降之机，肾水不得温化而冰凝则腹中绞痛；脾气虚则散精健运不利，水谷精微不足以充养心之真水，则心火独亢生燥扰血妄行，如杯水难救车薪之火；同时脾不升清则肾之阴水精血无升达之利，心火不得清滋而化燥。如此恶性往复不止则病情迁延，日久不愈则肉脱骨立。

故此，治疗水火不济之重证，必须突出火土一家，水土合德，肾主水火的理念，在小朱鸟汤中加入和合中土的药物，恢复其升降出入之机，才能达到既济水火的目的，大朱鸟汤是在小汤中加人参、干姜以助脾土之体用正是此意。

4. 大朱鸟汤药物

(1) 人参

《本经》谓："味甘，微寒，主补五脏，安精神，定魂魄，止惊悸，除邪气，明目，开心益智，久服轻身延年。"

《别录》谓："微温无毒，疗肠胃中冷，心腹鼓痛，胸胁逆满，霍乱吐逆，调中，消渴，通血脉，破坚积，令人不忘。"

《辅行诀》中人参的五味五行互含属性为土中土。

人参一物，当代以辽参为正品，其实不如党参为优，尤其在此滋补阴精以清燥的方剂中，辽参热而燥与病机所需不谋。

笔者认为当以党参或太子参、西洋参为宜，然以辽参为佳之风由来已久。《纲目》引弘景曰："上党在冀州西南，今采者形长而黄，状如防风，多润而甘，俗乃重百济者，形细而坚白，气味薄于上党者，次用高丽者，高丽地近辽东，形大而虚软，并不及上党者。"陶氏所言之党参与当代之党参无异，但所言之百济（为前18～660年，朝鲜半岛马韩地区的古国名）、高丽之参，与现代根如人形之人参亦不相符，陶氏所指或是另有其种。但今之如人形之参，用之不当，确易生燥上火，这是临床上常见的。

从《本经》对人参主证的描述看，除"明目"二字不直接与心有关之外，皆是心火之病，而《别录》所载，又多与胃土之病相关，此当是古今文论争之迹，火土一家的反映。

人参的五味五行互含属性为土中土，为助脾用之主药，味甘性缓，在此方中，一可缓病情急重之势，二可缓腹中绞痛，三可缓中土脾胃之气机不和；况且其能滋补五脏津液，润燥止渴即可谓其缓中补虚；安肾所藏之精及心所藏之神，可令人不忘即是助心使之有所忆，益智即是可助肾所藏之志；止肾主之惊与心虚之悸，均系缓冲心肾水火之上下不能交通。人参微寒，可监制鸡子黄、阿胶之温，为方中不可多得的佐监良臣。

（2）干姜

《本经》谓："味辛，温，主胸满，咳逆上气，温中止血，无汗，逐风湿痹，肠癖下痢，生者尤良，久服去臭气，通神明。"

《别录》谓："干姜，大热，无毒，主寒冷腹痛，中恶，霍乱满，风邪诸毒，皮肤间结气，止唾血。生姜味辛，微温，主伤寒头痛，鼻塞，咳逆上气，止呕吐。"

干姜在《辅行诀》五味五行互含属性为木中水，生姜为木中火。

肝木以疏散宣发为用，所主之胸满、中寒、无汗、风湿痹、皮间结气、鼻塞等皆是其用较易理解，言其有水之性，似难令人接受。但是，只要从水土合德这一理念分析，干姜具有水性的问题即可迎刃而解。

辛为肝之用味，也为脾土之体味，胃土所纳之水谷要禀承母脏之火热予以腐熟，如干姜之温热即是，脾土之体味为辛，即脾土之散精，然胃（阳明）却历经生金的过程，进而与肾水同德，辛为肺金之化味，此辛此散亦是所收"新（如植物的种子）"一代的生命，再闭藏于所生之水中，即与水合德的阳明火热，在此已名曰相火。这一过程即是心火下交于肾的全过程，勿怪干姜"久服通神明"一语似属无稽，实有水中之火，与主神明之心火有此通道可行，干姜具有水性之疑则可冰释。

正是干姜具有水性，而水性润下，可使呕吐及咳之气上逆，转而下行；肾之气为腐，乃是其气闭塞不行，得此相火之气则动，肾可行司二便之权，腐败废臭之水液糟粕，得其芬芳而消解或排出，则肠癖泄痢及臭气消除；同时，由于陈腐已去，气血运行流畅而血不妄行，肾所主之唾及它处所出之血亦可得止。

由于此水火不济之大朱鸟汤证，恶毒痢、痢下纯血为主要症状之一，干姜在既济水火过程中，有如此重要的作用，故与方中芍药、黄芩并列为佐使。

5. 小玄武汤

治天行病，肾气不足，内生虚寒，小便不利，腹中痛，四肢冷者方。

茯苓三两　芍药三两　术二两　干姜三两　附子一枚，炮，去皮

上五味，以水八升，煮取三升，去滓，温服七合，日三服。

《伤寒论》第82条谓："太阳病，发热，汗出不解，其人仍发热，心下悸，头眩，身𥇒动，振振欲擗地者，真武汤主之。"

第 316 条谓:"少阴病,二三日不已,腹痛,小便不利,四肢沉重疼痛,自下利者,此为有水气,其人或咳,或小便不利,或下利,或呕吐者,真武汤主之。"

真武汤方:茯苓　芍药　生姜各三两,切　白术二两　附子一枚,炮,去皮,破八片

上五味以水八升,煮取三升,去滓,温服七合,日三服。

玄武是二十八宿北方七宿之名,其原始形象为传说中北方主水之神,为龟蛇合体相交之形。其中龟沉潜在水,甲壳坚而色黑,为阴,曰"玄";蛇与龙乃同源异形之图腾,它们行踪难测,活跃敏捷。蛇蜕皮新生,适应力和生命力强,有攻击性,象征"武",有神格化和邪恶极端寓意,龙则无此贬义,所以氏族人对蛇有敬畏之心,视作有血缘关系而为图腾;龙图腾则是由蛇图腾衍化而成,它们关系密切,不可分离,在此文中,暂以"蛇龙"名之。蛇龙相对水生之龟而言,则为阳。

如此而论,则龟蛇合体的玄武,则是阴阳交合,生命繁衍的象征,龟在水属阴可谓之得势,蛇龙潜居于此,不显其用,即所谓"潜龙勿用"。此格局与水土同德,阳明胃(火土一家,亦谓心)火藏于水中为阴中之火(相火)之说相合。

由于蛇龙有神格化和邪恶极端的两面性,与后世"相火为元气之贼"之说亦有类似之处,因此火为"潜龙在渊"之象,静则平秘而安,为生命繁衍之根,妄动则生害而为病,属阳火而非君,在肾而不抵阴水,可谓之失势。

但在生命繁衍、温化胃中水谷以司胃关、引领心君之火下归以自充三个方面,又是不可缺少的本体职能。

《伤寒论》称玄武汤为真武汤，是因为赵宋一朝，皇家以赵玄朗为其先祖，真宗时期为避讳而改为真武汤，而现代最早的《伤寒论》是宋代版本而名真武。附带说一句，此现象似可印证《辅行诀》被藏入敦煌，符合"废弃说"，赵宋一朝不会允许有"玄武汤"之"玄"字者存在或流传。

　　《伤寒论》之真武汤，与《汤液经法》之玄武汤药物组成只是姜的生、干之别，姜在《本经》中是一并而论，只有"生者尤良"一句提及生姜，至《别录》生姜才另立名目。《辅行诀》补泻方中已干、生分离，以生姜为木中火，干姜为木中水，疗外感天行病方中亦生、干分用，可见《伤寒论》与《辅行诀》生、干分用是《别录》之说，在此方中，二书所用生、干不一，是对玄武汤证的辨证有表寒里寒之差，用药则有走表温里之别。

　　冬寒水之气化过亢则为寒邪，甚则为毒流行。寒水之邪属阴，最伤阳气，肾中阳气受损或素体阳虚之人不能应而化之，则病水不蒸化而结聚为患。膀胱为肾之腑，在表，为太阳经脉所系，寒水来犯，首当其冲，气化不足则小便不利，进而肾脏受之而阴寒腹痛，水寒互结相互为疟而下注，则为如《伤寒论》所谓之自下利。

　　然此肾中之阳，乃为与其同德之阳明胃土之火、心火（火土一家）之阳。此阳之不足，源于中土及心火之不足，脾土主四肢，阳不足则四肢冷，或如《伤寒论》所谓的四肢沉重（水湿）、疼痛（寒）、呕吐；心火阳气不足，即其外围包络相火不足而心下悸；又因心包经脉与肝经脉手足相关，而见风、眩、筋、痉诸证，如《伤寒论》所谓的头眩、身瞤动、振振欲擗地；若水气射肺则见咳证。

　　初感寒水之邪，病在膀胱，阳气未损者可见发热，些微之邪，汗之即可，但汗出热不退为阳气已有轻损，尚可用此方以生姜代干姜。若阳损邪重则更生内寒，则用干姜温里为宜。

6. 小玄武汤药物

(1) 附子

《本经》谓："味辛，温，主风寒咳逆邪气，温中，金疮，破癥坚积聚，血瘕，寒湿痿躄，拘挛膝痛，不能行步。"

《别录》谓："甘，大热，有大毒，主脚疼冷弱，腰脊风寒，心腹冷痛，霍乱转筋，下利赤白，坚肌骨肉，强阴又坠胎，为百药长。"

《辅行诀》附子的五味五行互含属性为木中土。

《本经》和《别录》中，附子所主风寒咳逆、寒湿痿躄、拘挛膝痛、下利赤白，均为寒湿之邪；心腹冷痛、下利、霍乱、坚肌肉、金疮均为温中散寒之效，即有木中土之性；脚疼腰脊风寒、坚骨、强阴坠胎等又皆为温肾祛寒之功，其破癥坚积聚、血瘕、坠胎等是具有开破气血之力，一切气血瘀阻消除而为畅通，则无痛不止。如此温肾温中，祛寒湿之用，正是其气温热与心火一家以除寒；味辛可助中土渗利散湿，开通气血之性能。进一步而言，其温热居于肾水则充养相火，充养本证"肾气"之不足，其渗利则可使积蓄之水液得以从关门通利排出。如此强"肾气"驱寒邪，利小便，止腹痛温四肢，温渗两擅其长之药，堪称方中之君。

陶氏已明言玄武为温渗之方，附子为之主，但在藏经洞本中，却将茯苓书方之首，附子置最后，颠倒了君臣使佐次序，当是唐代整理者拘于附子用量最小，不合君臣同量之数而误，当修正之。

据《本经集注》"附子、乌头若干枚者，去皮竟，以半两准一枚"计，此方中附子用量当为半两，然与此方中它药对比，用量殊小，此或是其"有大毒"之故。当代所谓的火神派则不拘此而用，临床确有实效。2005 年中国药典中附子用量为 3～15 克，笔者临床以汉方一两约折 7.5 克计算，则此方中附子用量当为约 3.5 克，基本符合药典之低标准，况且方中有 6 倍于附子之姜，可制其毒，应该说此方中之用量是安全的。

当代临床家附子用量可达百克以上，甚至有用到 300 克者。笔者曾遵李可先生文火久煎两个小时以上之法，每 24 小时内用量达 200 克之多，用于肺癌、牛皮癣、风湿及危重病人，小量多次频服，尚未见不良反应。与此相反，笔者也曾用有 3 克附子之方，用于外感少阴证，口舌即出现麻木感觉者，但病情痊愈甚捷。这或是病人对附子毒性的耐受力有异，应谨慎使用，细致观察，小量频服为宜。

值得提出的是，对所用之附子的产地、炮制过程和工艺均不清楚，只是取未经本人炮制的所谓"生附子"而用，而且市售之货质量不一，产地不明，有待相关部门进一步严格管理，统一质量标准，使临床工作者能切实掌握其性能及毒性大小，以便于救治危难重证的使用。

(2) 干姜　茯苓

干姜　前大朱鸟汤下已论及，在此方中的作用，简而言之，其温热可佐附子以祛寒邪、补"肾气"；其味辛可温中助附子之益真火，散水湿即行脾渗湿之用，即所谓附子不得干姜则热不显，为辅佐附子的协同之品。

虽然《本经》、《别录》均无附子畏姜，或姜解附子之毒之说，但《别录》中已有"干姜杀半夏莨菪毒"的记载。半夏与附子同类，毒性相近，且后世本草已不乏生姜和干姜解附子毒的文献记载，这种功用已被现代科学证实，可以说姜在方中兼有监制附子毒副作用的功能，故可以佐监之臣称之。

茯苓　《本经》谓："味甘，平，主胸胁逆气，忧恚惊邪恐悸，心下结痛，寒热烦满，咳逆，口焦舌干，利小便，久服安魂养神，不饥，延年，一名茯菟。"

《别录》谓茯苓："止消渴，好睡，大腹淋漓，膈中痰水，水肿淋结，开胸府，调肾气，伐肾邪，长阴，益气力，保神守中，其有抱根者名茯神。"

《辅行诀》茯苓之五味五行互含属性为土中水。

茯苓味甘，甘为脾土之用味，可运化水液以渗湿，肾之体味为甘，可司二便而利尿。玄武汤证为肾中真火之阳不足，阴水不化为患，茯苓应水土合德之能而治大腹淋漓、水肿淋结、膈中痰水、利小便，所以能伐肾邪，辅助附子充养真火之阳；茯苓主胸胁逆气，咳逆，开胸府疗心下结痛及口干消渴，为能执中以调逆于上焦心肺之气，并使津液上承；其主忧恚惊恐心悸，是能守中土所主之意，理肺主之忧与肾所主之惊以保心所主之神明，神明普照则心火下达肾中使真火来有所自而足，此正是火土一家，火归肾元之理法。

另一方面，此方证为真火不足，阴水不行之证，实为真火之阳，被阴水之邪蒙而蔽之，致使阳气不得通宣而肢冷悸眩等加剧。此类证状，温病学家叶天士有"通阳不在温而在利小便"之说，仲景有"厥而皮水者，蒲灰散主之"条文，先师张大昌先生有"渗湿可以兴阳"之论。茯苓淡渗利水之效，可使附子助阳之性得以畅通，辅助附子发挥其助阳的作用，而收事半功倍之效，故茯苓在此方中为佐君之臣。

(3) 白术 芍药

白术 《本经》谓："味苦，温，主风寒湿痹，死肌、痉、疸，止汗，除热，消食，作煎饵食，轻身延年，不饥。"

《别录》谓："甘，无毒，主大风在身面，风眩头痛，目泪出，消痰水，逐皮间风水结肿，除心下急满，及霍乱吐下不止，利腰膝间血，益津液，暖胃，消谷，嗜食。"

《辅行诀》白术的五味五行互含属性为水中土。

白术味苦而甘，苦为脾土气化之味，苦者能坚，坚者收藏坚闭水湿之气之谓，而此坚闭，正是肾水之用；水液之气（湿）闭藏于脾土之中，就脾而言，则是脾土甘缓之用，能以容纳渗入水气，即是助肾水之体，这种关系完全符合水土合德之理事。

湿在脾土中，其精微被运化而布散；苦为肾水之用味，肾用在于对水液有排废功用而利小便；甘又为肾之体味，湿由脾中经肺之凉化为水而润下，达于肾中缓存，故肾之本体即是水。这种作用和运行变化，通过脾肾的体用关系得以表达和落实，正是水土合德之理念。

白术味苦而甘，一物兼具肾家体用两味，又兼具与其同德之脾土用味甘，可谓之具有水土同德气化之药。

甘又为肝气化之味，肝主风，风性急而动。其味甘缓则可缓风邪之急、动之痉，疗风水之结肿，大风在身面，目泪出，风眩头痛；其味苦，在肾可助茯苓助肾体以坚闭水与湿，在脾可协茯苓渗化水湿，故可疗疸、湿痹、痰水、多汗、霍乱吐下。

其性温则可治寒证，如风寒湿痹，暖胃，消食，能助干姜附子之温以除痹；寒湿风之邪除则水液代谢有序，而津液敷布，肾府腰，筋府膝，血运正常，失用之死肌亦得荣养而康复，故久服可以达到轻身延年的目的。

白术用量为二两，尚不符君（附子因有毒而量较小）、臣用量之制，故在小玄武汤中为干（生）姜、茯苓之佐使。

芍药　前小朱鸟汤下已论之。《本经》与《别录》所载芍药所主病证大概有三端：一、止腹痛，利大小肠，利小便，去水气；二、除血痹，通顺血脉，散恶血，逐贼血；三、破癥瘕，开破坚积，消痈肿。

从《辅行诀》和《伤寒论》主治证条文中，可以看到其中第一类证状可为芍药的适应证，其余二类皆重在血分，似与芍药主证无大关系，且第一类证状已有苓、术、姜、附可治，再用血分药芍药有失烦冗，其实并非如此。芍药在此方中另有重要意义，为不可缺少之品。

玄武汤证之病机一为肾气不足，治法宜补；一为水液积蓄，治法为渗利。补法应兼收涩，否则如填无底之洞终不能填满；渗利必须宣散，否则滞阻难行。而肺德在收，肝德在散，肝肺不调，单用补、利之品，仅可收药倍功半之效。

芍药条文中，有"益气"、"调中"二词，正与《难经·十四难》"损其肺者益其气"相应。《内经》谓"木曰曲直，曲直作酸"，芍药味酸，有可曲可伸之双重性，在此方中可见其用。

肺主一身之气，自然肾之气亦在其中，故肾气虚之玄武汤证可以益肺收之；芍药酸味药，肝性疏散而性急迫，疏散过用则脾土失其和缓布散渗利，宜用酸味之芍药调平肝之体用，使中土气机和缓，行施其健运布散精津，渗利水湿之能。

由此可见芍药在此方中，亦为不可缺少的药品。它虽非直接温渗脾肾之药，但可通过对肝肺的作用，对君臣药有助益和帮助的作用，此乃制方技巧之所在，其用量虽等同于臣，但终非正治之品，可称为方中佐使之药。

7. 大玄武汤方药

大玄武汤：治肾气虚疲，少腹中冷，腰背沉重，四肢清冷，小便不利，大便鸭溏，日十余行，气惙力弱者方。

上七味，以水一斗，煮取四升，温服一升，日三夜一服。

此方的证状描述，与小方类似而有所加重。小方证为肾气不足，此为肾气虚疲；小方证为腹中痛，此方为少腹中冷；小方证为四肢冷，此方中为四肢清冷；二方皆有小便不利，此方又多出腰背沉重，大便鸭溏，日十数行，但少"虚寒内生"四字。

大玄武汤组方为小玄武汤干姜改用二两，加人参、甘草（炙）各二两。其证是小玄武汤证不愈，迁延日久，病情发展、加重而成。此时不但肾气已达疲惫程度，脾气亦有虚损，不但原证状加重，病位亦有所扩大。腰为肾府，背为太阳经脉辖区，沉为经输不利，重为脾湿所累；大便鸭溏是脾虚不化，便次过多为肾失闭藏。治疗则在原补肾真火的基础上再加入补助脾用甘味之参、草，因干姜味辛为脾之体味，量用过大则妨脾用甘味之效，故减其量为二两。参、草、姜、术各二两实即《辅行诀》小补脾汤加重了白术用量，就病机而论，已有由肾到脾的战略转移之意。

大玄武汤仍以小方之君臣为君臣，仅述小方外所加入之药。

人参 此前大朱鸟汤后已有论述。在此方中是取其为土中土药，为补脾之君，增强脾土健运渗湿，且甘味又为肾之体味，有助于肾水之体，利尿而不伤阴。虽然如此，此方仍为治肾为主，不宜喧宾夺主，用量只是二两，与君药辛味之附子合化助阳，为方中佐监之臣药。

甘草 《本经》谓："味甘，平，主五脏六腑寒热邪气，坚筋骨，长肌肉，倍力，金疮肿，解毒，久服轻身延年。"

《别录》谓："无毒，温中下气，烦满，短气，伤脏咳嗽，止渴，通经脉，利气血，解百药毒，为九土之精。"

《辅行诀》生甘草的五味五行互含属性为土中金，炙甘草为土中火。

《本草纲目》引陶弘景云："此草为众药之王，经方少有不用者………国老，即帝师之称，虽非君而为君所宗，国老者，甘草之美称也，甘草调和众药，堪称国老矣。"

甘草具中土中和之气，为九土（即九州）之精，颇有坤土厚载之德，在升与降、上与下、内与外、寒与热、补与泻、润与燥等性能上，均具有双向性，可谓之曲尽王道，亦阴亦阳，如中土之神化。欲以此药纠病之偏颇，可从生用和炙用中求之。《辅行诀》以生者属土中金，金为阴，为凉，为降，为下，为泻，为内，为润之趋势；炙者属土中火，火为阳，为热，为升，为上，为补，为外，为燥之趋势。

先师张大昌先生，遵经家炙甘草之义，每以生甘草不加佐料，炒焦存性为度，以治心脾之虚证，效果良好，谓之炼甘返苦，焦苦入心，燥湿补脾，优于依宋代之后炙必用蜜之法。若取其解毒泻火，则以生者为宜。

大玄武汤为温渗之方，土中火药炙甘草，性温可助附子补肾中真火之虚疲，其性之燥可助苓、术之渗利以除水湿之为患，且调和诸药共奏合力之效，故为方中之佐使之品。

四、五脏补泻方的养生理念和用药量比述义

《辅行诀五脏用药法要》是陶弘景总结其摘录于《汤液经法》常用方剂，总结按味取药法则的著作。它运用"天人合一"的养生观念，发挥《内经·脏气法时论》的学术思想，创立了五行体用化和五味五行互含理论体系，以五脏虚实辨别各种病证及因误治而变，因变致损的相应补泻方法，蕴涵着治疗层面丰富的"道法自然"和"防未病"的信息。

其中五脏补泻方的药物味属量比，决定着方剂的补泻功用；药物的五味五行互含属性，决定着其在方中君、臣、佐使的职位，职位区别，决定了用量比例上的不同。笔者认为，方剂的疗效好与否，关键在于药物的配伍是否得当，这也应该是所谓"中药不传之秘在于用量"之说，在方剂层面的解释。

由于《辅行诀》的五脏虚实补泻辨证和外感天行六合辨证都是阴阳五行合流思想的产物，前者是五行中纳入阴阳，后者是阴阳中纳入五行，有着密不可割的联系，所以掌握五脏虚实辨证的养生理念和用药量比，对更好地运用二旦四神方具有重要的作用。

（一）五脏补泻养生观述义

《辅行诀五脏用药法要》（以下简称《辅行诀》）是梁代

道教领袖陶弘景，晚年为学道者撰写的治疗疾病以辅助修道的著作。他以五脏虚实辨证用药，使"脏气和平"，把五脏虚实分为三个层次，以期达到治疗疾病、"固守真一"、延年益寿的目的。

一是五脏补泻的基始，即调平脏腑体用偏颇，以恢复阳平阴秘的方法；二是对患病之后因误治所导致的变化，运用了泻实邪、补子脏、调整升降出入机能的方法；三是调养不当或治疗失误，病程日久，成为劳损致极，脏气互乘、虚实寒热错杂证候的治疗调养方法。这是《素问·脏气法时论》天人合一思想的具体应用，体现了在治疗疾病发展过程中有病防变、有变防损、拯救损极的养生观点和方法，实际上这也是"治未病"养生观在诊治疾病层面的应用。

1. 五行体用化的根据

五行体用化是《辅行诀》学术特点之一，它以五行各分体、用、化的模式，配属药物的不同味属，用来确定补泻方的君、臣、使佐药物味属的取舍，而各脏体用化味的根据，乃是《素问·脏气法时论》的五脏五味苦欲学说，如《脏气法时论》云"肝欲散，急食辛以散之，以酸泻之，肝苦急，急食甘以缓之"。《辅行诀》即以辛为肝之用味，酸为体味，甘为化味，他脏皆仿此而定。

脏腑之气法于四时，与自然界季节的生长化收藏状态息息相关，是阳刚之气盛衰变化，道法自然的具体体现。春季是由冬季阴寒之盛极，变为阳气萌发而升散的时位，故以能宣发升散之辛味为主味；夏季是火热湿气繁荣显明，植物枝叶柔润繁茂的时位，故以能软之咸味为主味；长夏是阳热盛极，水湿蒸腾致极，阴气初生，阳气渐降的时位，是阴阳交合，阳极生阴之初始，故以能缓湿热盛极之甘味为主味；秋季为阳气收降，谷物果实成熟收成之季，故以能收之酸味为主味；冬季为阴阳蛰藏，坚闭于内之季，故以能坚闭内藏之苦味为主味。

五味五行体用化的归属，与《周易参同契》"春夏据内体，从子至辰巳，秋冬当外用，自午讫戌亥"的季节体用观和"赏罚应春秋，昏明顺寒暑，爻辞有仁义，随时发喜怒，如是应四时，五行得其理"的论述有一定的渊源关系，也与《内经》"春夏养阳，秋冬养阴"的养生观相符合，因为《辅行诀》的肝木和心火的体味（酸和苦）正是肺金和肾水的用味。赏罚即是春生秋杀，昏明即是夏长冬藏之意，都是春夏为阳，秋冬为阴，把五行分为二对阴阳和中土而论。

五脏之化味是本脏体用两方面互相影响过程中的和谐局面，已非如《辅行诀》中体阴用阳分属，是非阴非阳者，具备了《内经》所言"阴阳不测谓之神"的条件，故可以神论之。体、用、化的关系与《周易参同契》"气有阴阳，推行有渐"和"一故神"、"两故化"之意相通，符合"穷神以知化"的规则。

至于五行中脾土的体用化味属似与"寂而不动中之体，感而遂通中之用"（陶素耜《参同契脉望》）有关。"寂而不动中之体"是指脾土静谦甚则静止，即万物凋亡归于土之象。此"静止"即死亡之象，对生而言有"新"之义，故以辛为脾土之体味。此"感而遂通中之用"，似说脾土有生养万物之能，可通达其他四行，故以能通达和谐其他四味之甘为用味。至于其化味为苦，是因苦为心之体味，肾之用味，而心肾乃水火之脏，为万物生命之根本。土既为生养万物者，又为万物之所归，故以能坚闭水火的苦味，为司生命之脾土的化味。

由于《辅行诀》五味五行体用化的五脏配属乃是由天人合一思想、脏气法时学说派生而来，故它的内容不仅是药物味属的问题，同时也是五脏气化现象的常规，一旦体用化关系失常即是病态。医者即可据此分析、辨别、判断、调整体用的偏颇，对体用的失衡和气化生机的盈亏状况，做出相应的诊断、治则和确定组方用药，它是《辅行诀》养生理论的重要载体之一。

2. 五味不合化而并行者可除病祛疾

除本脏体用合化以燮理本脏气化之外，《辅行诀》还推出了本脏之用味与子脏之体味并用，有不合化而产生并行除病的"五除"作用。

肝之用味辛与心之体味苦不合化而除痞。痞是上下不通，痞塞于中之病。肝用味辛可助生发之气，使气得以上升；心体味苦，性坚闭，乃是心火之气可下达以交肾水之因。心气下达，肝气上升，则可通泰，故辛苦除痞。

心之用味咸与土之体味辛不合化而除滞。滞是气血津液运行滞涩之病，心主血脉而运行不息，病则坚燥而运行滞涩不畅，而咸味能软能润，使燥坚之阻得以软润，易于畅行；与脾土健运津液之辛散条达者同用，则滞涩之物更易于得除，故咸辛除滞。

脾土之用味甘与肺金之体味咸同用则可除燥。燥为质地紧缩不能容水，致干燥不润之态。脾土之用味甘可松缓质地以纳液，肺体之咸可使坚变软而致津液生以润，故甘咸除燥。

肺之用味酸与肾水之体味甘同用，不合化而能除逆。逆为不顺之势，肺主气以肃降为顺，肺金之用味酸可收逆行之气归于内、下；肾水体味之甘可缓肾气坚闭之势，使逆气潜藏，故酸甘除逆。

肾之用味苦与肝之体味酸同用，不合化而能除烦。烦为火内扰情志之病，肾水之用在于闭藏，可使心火潜藏于下；肝为藏血之脏，可使心所主之血及所舍之神收摄于内，故苦酸除烦。

本脏体用之味的合化作用是调动本脏的生理机能，使其气化活动力加强；子母之脏的体用之味不合化的作用，是使病邪之气得以解除，扶正与祛邪是治疗疾病以颐养生命的两个方面。

上述五类不合化的药味配伍模式所除五病，基本包含了五脏病证的机理特点，在诊治五脏病证中，有重要的临床意义和实用价值。

（二）五行体用化和五行互含述义

五行体用化观念是《辅行诀》辨别五脏虚实症候的根据，它把脏体用交互运动过程中，用气不足体气有余之证定为虚证，体气不足用气有余的证候定为实证。在组方用药时，则无论补方或是泻方，均以体用之味同用以启动其交互运动，虚证偏加用味，实证偏加体味以平衡体用的偏颇，务使体用势力平衡，达到恢复自然气化的目的。虚证化机有损，故另加入化味以承之。值得注意的是，此化味正是其所克脏的用味，正符了《金匮要略》"见肝之病当先实脾"的治未病思想。同时，实证脏之气化未损，只用调平体用即可，其泻方不用化味，也与《金匮要略》"肝虚则用此法，实则不再用之"的说法如出一辙。

《辅行诀》补泻方中君臣使佐的具体用药取舍，是具有五行生克制化意义的，即同一味属的药物含有不同的功用特点，不同的特点在方剂中对补泻的作用必有差异，体现了五脏之间生克制化相互关系在方药学中的作用。《辅行诀》为满足君臣使佐不同的需求，在药物五味类属五行的基础上，同味之药，又据形、色、花、叶等特异性再类分五行以区别而名之，即某药物的五行互含属性，如木中金为细辛、木中水为干姜等。

1. 五脏补泻汤中的五行生克制化

(1) 补方中的五行生克制化

在五脏补方中，以符合本脏用味且具代表特性的药物为君，它有增强本脏功能的作用，如肝主疏散，性喜条达，补肝汤中之君药为木中木桂枝。

其佐臣为具本脏用味又兼具其母脏作用特性之药物，具有助益本脏作用使生源不竭的意义，即"虚则补其母"之义，如补肝汤之佐臣用木中水药干姜。

其监臣即克制、制约本脏之主味中，具有被我克制之特性者。如补肝汤中之监臣用金中土药五味子，属制约肝脏之酸味兼具土性者，其意义一是可与君药一辛散一酸收，监制君药和佐臣作用之过亢生弊，二是可防肝病影响心之气化和肺之功用，从而体现了"治未病"的思想。

方中之使佐为本脏之化味，所用皆是补本脏所制约之脏主味中兼具本脏特性之味者。如补肝汤中之化味土中木药薯蓣，具有补益肝之气化，而又为脾土之主味，有如前已述之防肝病传脾的意义。

它脏补方义均仿此。大补方为小补方中加子脏之小补方去佐使，其组方意义从略。

（2）泻方中的五行生克制化

泻方之君为制约本脏之脏的主味中，兼具本脏之属性者，具有泻而不伤之意。如泻肝汤中之君金中木药芍药，味酸可泻肝，有木之性则泻肝而不伤肝。

泻方之佐臣为制约本脏之脏的主味中，兼具本脏之母性者，具有泻而生之之意。如泻肝汤中之佐臣为金中水药枳实，味酸可泻肝，有水之性则可生肝木使肝木之生机不绝。

泻方之监臣为本脏之用味，兼具子脏之性者，具有防本脏体味过亢生害之用，又不损其子之意。如泻肝汤中之监臣木中火药生姜，味辛为肝之用味，可与其体味酸合化而启动肝之气化活动，以防酸收过度而疏散升发受制，又有火之性，可防肝木生火之能减损。

它小泻方之义均仿此。大泻方均是在小泻方中加入子脏之小泻方，故此处组方意义从略。

2. 救误泻方中的升降出入

《内经》云"阴阳者，水火之征兆也，金木者，生成之道路也"，五行是金与木、水与火二对阴阳，与"阴阳不测"之中土构成。《内经·六微旨大论》云："出入废，则神机化灭；升降息，则气立孤危。故非出入，则无以生、长、壮、老、已；非升降，则无以生、长、化、收、藏。"

故五脏之气化中，木火属阳而升而趋表趋外，金水属阴而降而趋内趋里。五脏之病，一旦误治则气血逆乱，非仅本脏体用失调，病涉子脏，同时也导致升降出入失序。由于五行由两对阴阳及中土构成，而每对阴阳所属脏气乃对立的统一体，关系密不可分。故《辅行诀》运用交互金木、既济水火、升阳扶阴治疗天行的学术理念，也可用于治疗因误治所致的气血紊乱病证，以恢复人体新陈代谢的正常秩序。

救误泻肝汤：心气素虚，有痰饮之人误用吐法，可致气血壅阻，气机上逆。肝之升散过用而呕吐不止，饮气凌心而悸烦不宁，故治疗以芍药、枳实开其气血壅阻，即酸收其烦呕悸动，加入小补心汤之君臣以补心气、祛痰饮。胃气上逆而呕逆者，用竹茹易竹叶以下其气；肺气不降而喘者加心果杏仁制肺，以肃降肺气而止喘。

救误泻心汤：阳气素实，有表热者，误用清下，致热邪陷于内，痞塞中焦，烦热痞满，转输不利则肠鸣，腹痛。故用黄连、黄芩以泻阳实之热，加入小补脾汤之君臣健运中土，斡旋气机。气不下而呕吐，用生姜易干姜；气不升而下利腹痛者，加脾果大枣以缓其中。

救误泻脾汤：素有痰癖，误用冷寒，致中寒不温，水饮不化，而肺气不利，卫气不通，腹中胀滞，故用小泻脾汤之附子、干姜以治中寒，加入小补肺汤之君臣以助肺排痰而运行卫气；痰吐不利者，加性温之款冬花易旋覆花微温而冷利者以下气利痰；言语善忘者，为血瘀于内，故加肺果桃仁逐肝过藏所致之瘀血。

救误泻肺汤：素血燥之人，误用火法灼伤津液，血燥益甚而结及气分，气结于中则烦满，燥生于内则神识迷茫，血燥不能归经则妄行而吐血、衄血，故以葶苈子、大黄咸润其血燥而逐散气分之结，加入小补肾汤之君臣以助其阴津。茎中痛者是热入下焦，排降有阻，故用白茅根之甘淡利尿易甘草之壅滞；少腹急是肾之气化不足，故加肾果栗仁以防母病传子。

救误泻肾汤：阳气素虚之人，误用汗法更伤其阳，致使阳虚不能气化阴水而逆升，水气凌心而悸动不安，踞于诸阳之会则冒，卫阳不能固守而汗出不止，故用茯苓甘草泻其水邪，加入小补肝汤之君臣助肝温升阳气。腹中痛者为脉结不通，故以芍药之通脉止痛易五味子之收涩；奔豚者为冲气上冲，故加肝果之李根白皮以降冲下气。

综观此救误五泻方所治，均是因误治致本脏邪气未除，触犯子脏之生机而致子脏亦病之证，是缘五行相生序发病的轨迹，故用药皆仍用本脏泻方之君和佐臣以祛邪，加入子脏补方之君臣（包括佐监二臣），意在助益子脏功用，以驱误治所受之邪。

救误五大泻汤证，泻肝汤证为肝气机上逆，泻心汤证为中焦气机痞塞不得升降，泻脾汤证为肺气不降，泻肺汤证为气结血燥而不下，泻肾汤证为阴水逆升，皆是气机升降失调之证。同时各方证的加减例，亦无不是以调其气机升降出入为法，且所加之药，各有子脏之果实类（肾条所加为子脏果类的根皮）一条，体现了"五果为助"之养生法则。

故救误五大泻汤的治疗均是以调理气机之升降为法，即"知犯何逆，随证治之"与《伤寒论》理事若一。

3. 劳损五补汤的克中求生术及食疗

劳损五补汤乃因摄生不慎或外感天行误治，导致病程迁延日久，正虚极甚，运行滞涩，邪气羁留，变证百出之类。其治疗有二大特点，一是克中求生，能败中取胜；二是食疗调养，皆取用味。

所谓克中求生，是指治劳损致极五补汤，所治均为脏气虚极，本脏气化机能衰微，直接以补益本脏之药难以为力，故一反调平本脏体用之常规，而从克制本脏处着手的一种措施。具体而言，是使用克制我脏之泻法，以减克伐本脏之力，达脏腑之间的气化相对平衡，求得本脏生机来复机会的养生救治方法。

用克制本脏之泻方君药为代君之药，而以其补方之君药为监臣，用泻君之量倍补君来体现助体为泻之意。同时仍用本脏补方中之佐臣为佐臣，而此佐臣皆是本脏主味中具母脏之气者，如补肝用其主味辛中之有水性者，即木中水干姜。

从另一角度来看，从"制以所官之主，承以所生之同"的三味草药之间合化或不合化关系而论，各方中代监臣之药与佐臣合化生成之味，正是本脏之化味，有补益本脏气化的作用；代君与代监臣合化所生之味，正是本脏之用味，从而起到了补益本脏的作用，其中代君药与佐臣不合化而除某病，即可产生除病邪的作用。以五行相生序排列，依次是肝为除滞，心为除燥，脾为除逆，肺为除烦，肾为除痞。

从上述情况分析，所除之病虽云是克中求生，实际正是助本脏之功用和化机及解除病邪的作用。而此五补汤主治条文中，补肝方中之便秘，补心方中之烦躁，补脾汤中之腹急拘痛，补肺汤中之烦热汗出，均与其所除之症有关。唯补肾方之主治似与除痞不属，但若将"气乏无力"做肾不能纳气解，遗精、失溺、下血以摄固失常论，其间也似有气机痞塞，纳藏失常而不可交泰之机，也与所除类属相关。可见虽仅此三味药，已具备了扶正养生和却病祛邪两方面的功能。

谨将劳损五补汤君臣配伍之义附图如下：

养生补肝汤

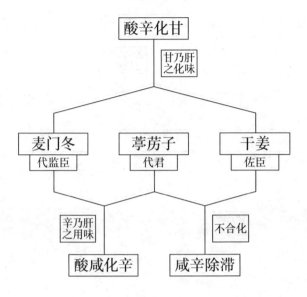

调神补心汤

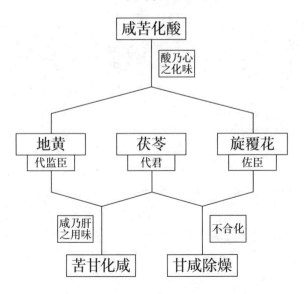

四、五脏补泻方的养生理念和用药量比述义

建中补脾汤

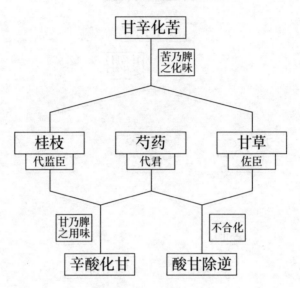

甘辛化苦

苦乃脾
之化味

| 桂枝 | 芍药 | 甘草 |
| 代监臣 | 代君 | 佐臣 |

甘乃脾
之用味

不合化

辛酸化甘　　酸甘除逆

凝息补肺汤

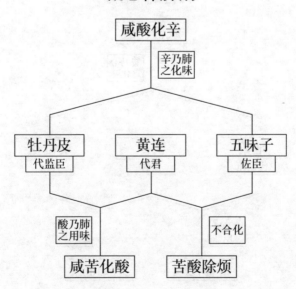

咸酸化辛

辛乃肺
之化味

| 牡丹皮 | 黄连 | 五味子 |
| 代监臣 | 代君 | 佐臣 |

酸乃肺
之用味

不合化

咸苦化酸　　苦酸除烦

固元补肾汤

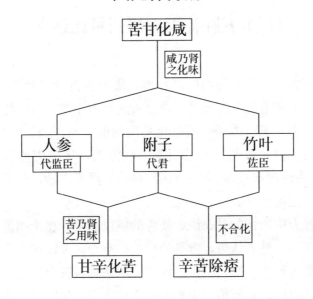

各方中除上述三味草药类外，所用均是谷类的酿制品以养其正，菜类之品以补充其所损，果类药以助其力，畜类药以益其精的食疗法则。

在具体食物的选择上，却又是根据《内经》各类谷物类属五脏的记载，取为本脏所属者。如养生补肝汤用肝之谷麻之酿制品麻油，果、菜、畜类则采用了金木交互、水火既济的方法。即肝与肺之果菜畜交互使用，心与肾之果菜畜交互使用，唯脾土是本脏体味之菜与用味之果同用以迎合自身体用交互的方法。其他各类食品的味属均为本脏用味，体现了虚劳五补汤亦是五脏用味为补的基本方法，它们在方剂中均是使佐之位。

（三）五脏补泻方用药量比述义

五脏补泻方的药物味属比例，决定着方剂的补泻功用；药物的五味五行互含属性，决定着其在方中君、臣、佐使的职位。书中五行体用味属合化功用图前指出，经云："主于补泻者为君，数量同于君而非主故为臣，从于佐监者为佐使。"陶隐居曰："此图乃《汤液经法》尽要之妙，学者能谙于此，医道毕矣。"

经方中所谓的君、臣、使佐的职位区别，在于用量比例上的不同。笔者认为，方剂的疗效好与否，关键在于药物的配伍是否得当，即君、臣、佐使的用量是否符合经方组织法则，这也应该是所谓"中药不传之秘在于用量"之说在方剂层面的解释。谨据《辅行诀》补泻方的药物组成法则，分析其君、臣、使佐量比的关系，简述其在治疗中的意义和量效价值。

1. 方剂的组织位次及用药量比

《辅行诀》补泻方的组成，依儒家说教，亦分三级，即君、臣和使佐。君药则是对该病起主要作用之药，臣药根据其与君药的味属的异同，有佐臣与监臣之别。与君味同者有辅助其君药的功用故称佐臣，与君药味不同，且有相互制约作用者为监臣。如君为辛味，辛者能散，而酸者能收，则酸味者为监臣，有监督君和佐臣不致过亢的作用而取名；使佐是服从于佐臣和监臣，帮助、辅佐、监控或引导佐监臣完成职责者。

各脏之小补泻方是以药物五味五行互含属性为本脏之主味中之主为君，如木中木、火中火等；佐臣是本脏主味中生本脏之属性者，如小补肝方中之木中水；监臣是本脏体味中本脏所克制五行属性者，如小补肝方中，用酸味中之金中土药为监臣；佐使药是本脏化味中与本脏五行属性相同者，如小补肝方中以土中木药为佐使。

各脏之小泻方是以本脏之体味中与本脏五行属性相同者为君，如小泻肝方中用金中木；以体味中有本脏母属性者为佐臣，如小泻肝方以金中水为佐臣；以本脏用味中有子脏五行属性者为监臣；小泻方所主之证，其生化之机未损，故不用佐使药。

《辅行诀》补泻大方，是在小方基础上加味而成。大补方是在本脏小补方中加入子脏小补之君、臣药而成，子脏之君成为援君之臣，佐监之臣成为援佐监臣之使佐；大泻方是在本脏小泻方中加入母脏小泻方之佐臣（属本脏之化味），再加入子脏小泻方之佐、监臣而成，方中原小泻方之君臣仍为君臣，所加三味药均属使佐药。

五脏小补泻方例，君、臣、使佐结构的用药法则，具有君、臣（包括佐臣和监臣）之药药量等同，都是使佐药三倍的特点（小泻方中无佐使）。这种用药比例完全符合"主于补泻者为君，数量与君同而非主故为臣，从于佐监者为佐使"的原则。

2. 调平体用是补泻方设置要旨

脏腑虚实辨证的根据是体用失去的相对平衡，然而何是脏腑之体？何为脏腑之用？笔者认为，体是指其维护脏腑正常作用、功能的物质。如肝所藏之血、所舍之魂、所主之筋、其窍目、其部位之胁与少腹等均为其体，用是指脏腑所具有的正常功能、作用，仍以肝而言，则宣发、升散、舒畅、条达、视物等均为其用。

脏腑之体用之气互相协调、承平维持着人体正常的生命活动，在这里，无论体或用，都是人体的正气所在，无所谓正邪之分。一旦二者互不相应，亢衰不调则谓之病。如以《内经》"正气内存，邪不可干"核之，则为"体用承平，无邪可生"。体用承平，是养生的根本法则。

由于《辅行诀》的五味，是按辛散、酸收、苦坚、甘缓、咸软而论的，而此散、收、坚、缓、软五者，正是五味的功效，因此，药物的五味学说本身即是功效学说。

因此，针对经方虚实辨证设置的补泻方，是以调平脏腑之体用为第一要务，而具体方法，则是借助药物的五行体用特性平衡脏腑之体用。既然要调平的质体和功用的失衡，必然要涉及量的问题，因为失衡即是体用量的失衡，如燃油发光，油是体，光是用，一定的油发多少的光是有一定限度和规律的，一旦油和光量不相适应则失去正常。解决的办法，根据需要调整体用的药量比即可。

3. 五脏补泻方药物量比及意义

(1) 小补泻方用药的量比及意义

五脏虚实病证体用的失衡，是发病的内在因素，体气不足者陶氏称之为实证，用气不足者称之为虚证，即此而论，则虚证只需补用气之味，实证只需补体气之味即可。但是并非如此简单，因为人体的生命活动是体用的相互作用的结果，二者的运行是同步的，体虚者用亦虚，用虚者体亦虚。仍以燃油发光为例，油不足为实证，但其光亦必弱；光弱者为虚证，也必有供油不足的因素，因其中可能还存在供氧不足而光弱或油路不畅而不能供应的问题，这就需要对燃油发光这一过程全面考虑。设方选药时，不但取具有补泻功效的主药一味为君以承平其体用之偏颇，还要考虑再加一体一用之药味为方中之佐、监之臣，全面启动体用交互，助长脏气生化的全过程。

补方君药的选择，是取具有与本脏用气特点独具优势的药物。如补肝用辛，辛味是肝所主之味，在五味五行互含属性上，桂枝为木中木（桂在味属，生长习性，味、形、色及其他特性方面，都与肝用有类似的优势），取之为君，用之以增补肝用虚少，以调平与体味酸之偏颇。

泻方君药的选择，是取具有本脏体味中具有与本脏五行属性相同之药物。如泻肝用酸，酸味为肺金所主，其中芍药为酸药中具有木性者，即金中木药，有制约肝用的作用，而且亦有肝之用气，有泻而助之、克而不伐之意。

补方佐臣的选择，是取本脏用味中兼具其母脏属性者，如补肝方中用木中水药干姜。其木性可助君以承平体用，其水性又可生木而使肝木生生之气源泉不竭，同时还可与监臣共同启动化生肝木气化之过程。

泻方之佐臣，选择本脏体味中具本脏之母气之性者，如泻肝方中以枳实为佐臣。枳实味酸为本脏之体味，酸为肺金之主味，枳实之五味五行互含之名位为金中水，则其酸可泻肝之实，水能生木，则可泻而生之，实是泻而不伤之品。

补肝之监臣，选择本脏体味中具有被本脏五行属性克制之气者。如补肝之监臣用五味子，五味子味酸为肝之体味，在肺之主味中，其名位为金中土，其酸能泻肝，监制补肝辛药过亢而生弊，其兼具土性，则又有"损其肝者缓其中"之意，同时它还有与佐臣共同启动肝之气化运行，使补不生滞的作用。

泻方之监臣，选择具本脏用味中兼有其子脏之性者。如泻肝方中之监臣为木中火生姜，其辛可监制酸收太过生弊，亦可与酸味同用共同启动体用化生肝之生机的作用。

上述补泻方君、臣药的选择，都有一定的五行生克乘侮关系的意义，其用量均相同。其味属为补方二用一体，泻方为二体一用，君、臣之比均为二比一。但若佐、监之臣分论，则君药与佐、监臣之比，均为一比一。

上述五补泻汤均为小方之君、臣，而在补方中，还设有佐使之职位，均为本脏五行属性所克制之脏主味中，兼具本脏之气者。其皆是本脏之化味，有直接增强本脏气化功能的作用，因兼有本脏之性，具本脏气化之余威而益于补事。本脏之化味，用量均是君、臣药之三分之一。虚证化生之机衰微，故增用佐使之化药以助之。实证则化机未衰，故省而略之。

（2）大补泻方的药量比及意义

大补泻方证是小补泻方证的发展，证已涉其子脏，故其方的设置亦加入了本脏之子脏补泻方的相应药物，而补入之药的名位和部分药量也有所改变。

大补方是在小补方中加入子脏小补方之君臣而成，子脏小补方之君，授以援君之臣名位，用量为同于君臣。子脏小补方中之佐臣改称为从于监臣之佐使，用量与原小方中之佐使同。

大泻方是小泻方中加入子脏小泻方之佐、监之臣，分别称为佐、监臣之佐使，再加入本脏之化味药一种，即受本脏克制脏所主之味中有克本脏之性者，称为佐监臣之佐使，泻肝加土中金生甘草、泻心加金中水枳实、泻脾加水中木黄芩、泻肺加木中火生姜、泻肾加火中土大黄，所加之三佐使之量均为君臣药的三分之一。

(3) 救误和救劳损方的用药量比及意义

救误小方即是原大小泻方中之君、佐臣二味，仍为此类大小方之君和佐臣。救误大方是在此救误小方中加入补子脏之小方去佐使，子脏小补方之君改为子援臣之名位，原佐、监臣均改称为子援佐使。此类病证为误治伤其子脏之体用，故子脏之原佐、监之臣虽迁降为子援佐使，但仍有子脏佐、监臣之职，若减其量，则不能恢复子脏之正常气化，故仍以在子脏中之职论其数量，即此类方剂各职位之药量等同。

救劳损大小补方是虚证日久不愈，致脏气互乘，虚实兼夹，寒热错杂之病，其方的设置，皆取建中之意，"制以所官之主，承以所生之同"即取泻克制本脏之脏的补方和泻方的君药，而倍用泻方之君，再加入本脏主味中具有母脏之性者（即本脏小补方中之佐臣），如补肾方中用克肾水之脾土之补、泻之君药人参和附子，附子用量倍于人参，再加入本脏主味中具有肺金之性者，即水中金药竹叶。

此君药非本脏之补泻药物，而是取它脏之补泻药物代替者，故以本脏所克制之脏的泻方之君为代本方之君，简称代君，以本脏所克制之脏的补方之君为监代君之臣；以"承以所生之同"者，即本脏大补方中之佐臣为佐臣，再加入五脏之谷制品、果、菜各一种；除脾土方用本脏外，肝与肺金之菜、果交互使用，肾水与心火之菜、果交互使用，谷酿制品仍各用属本脏者，这些谷、果、菜类药在方中皆为佐使之职位，这是劳损小补方之制。大方则是脾土方加用本脏之畜，余脏皆如果、菜之水与火、金与木交互加用畜肉。畜肉类在大补方中，亦为佐使之职。

此类方中菜、果、谷、畜类的用量，菜与臣药等量；果以枚数计，其用量取其所属的脏之五行生成数，肝木和心火剂所用为肺金和肾水的生数，肺金和肾水剂量所用为肝木和心火的成数，脾土剂所用是本脏之生数；谷类为本脏之谷的酿制品，但用量为 1～6 升不一，大抵与用水量多少有关，尚未发现一定规律；畜类所用为与本脏名称相应的器官，如心用猪心，脾用牛脾（胰）等，量则与君药等同。

这类方剂的代君药用量倍于佐监之臣，以迎合泻克制本脏之意，乃是以药量代味数，为体味倍用味之比；佐使药之用量同于臣，且畜肉类似于君倍于臣，突出了食疗养生的理念。

4. 结语

综观《辅行诀》五脏补泻方例药物之间的用量比例，可分三个阶层而论。一是君药合佐臣之总量与监臣之量比，二是君药量与佐、监臣药量之比，三是佐、监臣药量与佐使药量之比。

君合佐臣与监臣之比：其比值为二比一。无论补方或泻方，其君药与佐臣之总量均为二种同味的药物。二种同于用味者为补方，二种同于体味者为泻方。监臣则均为一种，补方为同于体味者，泻方为同于用味者，故此比值决定着方剂的补泻的名称和补泻方的性质，是组方的关键所在。

君与佐、监之臣的比值均为一比一比一。君药是针对病证发生治疗作用的主要药物，佐臣是辅佐、协助君药的药物，监臣是监察、监理君、佐臣发生不良作用的药物，它们的比值为一比一比一。体现它是一个完整、周密、系统的结构，各个方面均不偏废，是取得全面圆满效果的保证。

佐、监臣与佐使药的比值为三比一。佐使药是为臣药服务，执行臣药的具体任务的药物，是完备整体不可缺少的部分，对调整增强人体气化有一定的作用，有时是至关重要的。如在劳损补方中，是其他药物不可代替的，故其用量也破格提到与臣药的量比达一比一，甚至畜肉类佐使药与君药量比达一比一而倍于臣药。

从五脏补方的加减例看，小补方之全部药物，都设有加减之例，说明药物的用量与疗效有一定的规律。如小补肝汤下加减例云："自汗心悸者，倍桂枝为六两；腹中寒者，加干姜一两半；冲气盛，时作呃者，加五味子一两半；少气乏力而目眩者，加薯蓣一两半；胁下坚急者，去薯蓣加牡蛎三两；咳逆者去薯蓣加橘皮三两，无力气怯者，仍用薯蓣；苦消渴者，加麦门冬三两。"从此加减例看，方中桂枝和五味子分别是方中治汗出心悸和敛冲气之药，在小补方中对此两证的描述为"汗出"和"气上冲心"，大方之证是小方之证的发展和加重，而大补方对此两证的描述为"汗出心悸"和"气自少腹上冲咽"，不但"汗出"又多出了更为深重的心阳虚症状，不单是"气上冲心"而是起始部位更趋于下，所至部位更趋于上。若继续发展，形成如加减例所指出的"自汗心悸"和"冲气盛，时作呃"更重的症状，则不是用桂枝和五味子原用量能解决的了，更加重用量才能解除这些更重的症状。这种现象说明，药量大小，与疗效的高低，在一定的条件和范围中应是成正比的。

（四）关于汉晋南北朝时期与现代
重量的换算问题

历代的重量制度，时有变革，现代通用的重量单位与汉晋南北朝的重量单位如何换算，是习中医经方者的常识，若昧于此事将会影响研究和学习及诊治的日常工作，导致工作上的错误。近代关注此问题的学者不乏其人，但因考证的结果颇不一致，仍是有所争论，令人感到疑惑丛生，无所适从。近年已有趋于古之一两约相当今之 15 克的说法。

业师张大昌先生，平素即留意古代衡量之考究，对汉晋者尤为用心，因临床经典《伤寒杂病论》和他终生专注的方剂学经典《汤液经法》有至密血缘关系的《辅行诀》，出自是时之故。1978 年春因其大姐丈张泊生患冠心病而赴津探视，留居月余以便调护。其间，中研王雪苔先生前往造访，带去有关衡量的出土文物照片若干，师乃借阅并据其说明折算而录之。归里后，并将素集所有资料与所录者合参，书诸笔记。后由笔者将其笔记整理成篇，冠名曰《汉权衡考》，载入威县中医学会内部资料《经法述义》中。今择录相关重量者数条如下：

秦，高奴镦，一斤合今 256.25 克，每两 16.25 克。

新莽，每斤合今之 240 克，每两合今之 15 克。

上林铜器群十六件，汉一斤合今之 254 克，每两合今之 15.88 克。

满城出土铜器四件，每斤合今之 244 克，每两为今之 15.25 克。

龟山武帝铜臼鼎，每斤合今之 242.45 克，每两为 15.153 克。

据上测算，应准为古之一两四钱九分五厘，折合今之 15 克。

这种考证结果已完全与当前的普遍认识趋向相符合，但是，先师张大昌先生认为，这个结论仍有失于对陶弘景所说汉末、两晋、南北朝时期称有古今之分的记载。

陶氏《本草经集注·序》：云："古秤惟有铢两，而无分名。今则以十黍为一铢，六铢为一分，四分成一两，十六两为一斤，虽有子谷秬黍正尔依此用之。"

又云："但古秤皆复，今南秤是也。晋秤始后汉末以来，分一斤为二斤耳，一两为二两耳。金银丝绵，并与药同，无轻重矣。古方唯有仲景，而已涉今秤，若用古秤作汤，则水为殊少，故知非复秤，悉用今者尔。"

从陶氏此二段文字可知，陶氏生活的年代就有古秤今秤之分，古秤又叫复秤、南秤，今秤又叫晋秤，始用于汉末，张仲景已用此种秤，复秤的一斤，等于今秤的二斤，复秤的一两，等于今秤的二两，用于称金银丝绵及药物。若张仲景的药方，称药用的是复秤，则水太少，所以知道张仲景用的不是复秤而是今秤。

由于有些考证者所得结论都是以古秤而论，忽略了汉末开始使用的今秤，至南北朝仍有古今两种秤，而今秤是称药物和金银之类的专用工具这一记载，所以得出仲景方中一两折合为 15 克的结论是错误的，应以"今秤"的重量计算，即张仲景和陶弘景时代的药量，每一两约折今之 7.5 克为准。

后　记

　　20世纪初，敦煌藏经洞文物横空出世，震惊寰宇，其中卷子本《辅行诀五脏用药法要》（下简称《辅行诀》）一卷，署名梁代华阳隐居陶弘景撰，有幸免遭流失海外之灾，辗转被河北威县张偓南昌先生购得，珍藏家中世代相传，至其孙张大昌时毁于"文革"。

　　此卷系陶氏选录方剂经典《汤液经法》部分方剂并附以金石方之作。皇普谧谓"伊尹以亚圣之才，撰用"《神农本草经》以为《汤液》"，据《辅行诀》载，《神农本草经》、《桐君采药录》、《汤液经法》所载药味和方剂数，都是365以应周天之度，分三品或三类以应天地人三才之道，在学术上可以说是一脉相承的。《汤液经法》在《汉书·艺文志》中被列为经方十一家之一，《汉书》是使用"经方"二字最早的文献，书中谓"经方者，本草石之寒温，量疾病之浅深，假药味之滋，因气感之宜，辨五苦六辛，致水火之齐，以通闭解结，反之为平"。

　　由此可见，《汤液经法》是在《本经》辨单味药四气五味和《采药录》辨形色花叶的基础上，进一步探索二种以上药物复合作用的书籍。它的内容是多种药物调和所组成的方剂，标志着方剂学已臻成熟，有着极为高深奥妙的理论和法则。

　　正如《吕氏春秋·本味》载，《汤液经法》的作者伊尹，负鼎操俎而调五味，对汤曰："调和之事，必以甘、酸、苦、辛、咸，先后多少，其齐甚微，皆有自起。鼎中之变，精妙微纤，口弗能言，志不能喻。若射御之微，阴阳之化，四时之数也。"

《辅行诀》正是探索总结《汤液》药物调和方法，掌握五味配伍变化规律和准则，给合当时体用化思想，进一步阐明和深化方药学理论的专著。陶氏此作，可谓之前无古人，后无来者，确是独树一帜。

先师张大昌先生，幼承庭训，已将此卷背诵纯熟，因原卷毁佚，乃据其背诵稿结合其弟子的手抄本整理成册，于1974年怀卞和献玉之志，献给了中国中医研究院，后几经周折，至1988年始被载入《敦煌古医籍考释》中公诸于世。

由于该卷问世之后，因战乱至残，致初唐虽几经整理，未能完全复原，形成了多层次文本，至赵宋又被尘封于敦煌达千余年之久，故该书问世后未得以广泛流传和传承，以致历代书目无载，学术断层现象尤为明显。尤其是由于该书著作时间与现代的时空差落，其社会人文背景已有极大的差异，种种原因致使人们对现存世《辅行诀》的版本真伪、形格容貌、流传渊源、学术思想、精神魂魄等方面产生疑惑质难，长期以来，存在着褒贬不一、有毁有誉，然始终是以肯定者为主流。

自2005年京晋冀三地互动合作开展《辅行诀》工程以来，再次搜集到多个《辅行诀》传抄本，保存了现有关于《辅行诀》内容的资料而编辑成书，名曰《辅行诀传承集》，增记了张大昌先生献书时因人文因素未献出部分和金石方药，使其达成全帙；所出版的《张大昌医案医论集》，系众师兄据其前为先师整理的学术专著《经法述义》所改编；《辅行诀研究》和《辅行诀校注讲疏》则是笔者与赵怀舟、衣玉品所主编，同时由笔者独立完成了《辅行诀诸传抄本内容差异原因探析》一文，其中所制5～8表，解决了诸本药物五味五行互含位次失序问题，使补泻方的组方用药完全符合其用药法则，破释了诸本内容差异的千古谜团，《辅行诀时地人寻迹》一文是对《辅行诀》各个历史时期相关人和事的考证和记录，为研究者提供了翔实的依据；推出了《辅行诀整订稿》和《辅行诀复原整订稿》两种文本，前者是至目前为止，最符合陶氏原作的文本，后者则是藏经洞文本的形象；《辅行诀药性探真》是解读《辅行诀》所用药物五味五行互含属性之作，《辅行诀临证心得录》是运用《辅行诀》方剂的临床医案和相关医话医论等。此外，笔者还考证出陶氏五行体用化思想，源于魏伯阳《周易参同契》的季节体用观，为探索《辅行诀》的学术思想渊源提供了切实的线索。基于初唐道教茅山宗第五代宗师李含光和第六代宗师韦景昭师徒，曾三次奉诏在茅山紫阳观共同整理的道教散佚经卷，是形成藏经洞本《辅行诀》多层次文本的重要线索，为现存世诸传抄本内容差异合理的证据。

众所周知，《辅行诀》与《伤寒论》同源于《汤液经法》，《伤寒论》流传千载，一直被历代经方家奉为圭臬，不敢越雷池半步，皆缘由《辅行诀》之学失传而致独尊伤寒。笔者2000年之处女作《伤寒论阴阳图说》，曾对《伤寒论》的理论体系做过深入的探索。随着对《辅行诀》研究的深入，进一步发现二者理论体系有更多的异同之处，2009年又再次修改出版。近数年反复对比思考，愈感事关紧要，唯不敢轻易推出以免致学界沸荡。然日月如梭，时不待人，笔者年已古稀，荣辱功过，已置度外，唯以发扬国粹是求，遂从陶氏所倡外感天行升降阴阳，交互金木，既济水火三大法

记

则入手，解读其二旦四神汤疗外感天行之精神理念，间与仲景伤寒学说相互印证，迸发了不少学术思想碰撞的灿烂火花，冀望此等火花，能为经方学术的传承和发展有所裨益，为完成这一历史使命奉献微薄之力。

河北威县中医院

衣之镖

2017 年 1 月 13 日